Pourquoi l'hypnose

Du bloc opératoire à la vie quotidienne

Sarl DT - 11, boulevard Henri IV - 34000 Montpellier
Dépôt légal : Février 2015
I.S.B.N. : 978 2 84023 996 3
EAN : 9782840239963
Imprimé en France

Pourquoi l'hypnose ?

Du bloc opératoire à la vie quotidienne

Docteur Marc Galy

Illustration de couverture : Marc Galy

SAURAMPS MEDICAL

www.livres-medicaux.com

L'AUTEUR

Marc Galy, médecin anesthésiste dans le groupe hospitalier Paris Saint-Joseph, participe au développement des prises en charge peu ou non médicamenteuses au sein du service de chirurgie vasculaire. C'est à l'hôpital Saint-Antoine auprès de François Boureau et à l'hôpital Saint-Michel dans les années 80 qu'il s'intéresse à la prise en charge multidisciplinaire de la douleur dans la période péri opératoire. Son cheminement le conduit progressivement vers les outils hypnotiques. Sa rencontre avec François Roustang lui ouvre les portes d'une nouvelle approche qui unit la réflexion philosophique et la pratique de l'anesthésie.

TABLE DES MATIÈRES

REMERCIEMENTS

Je remercie :

Monsieur Jean-Patrick Lajonchère, Directeur Général du Groupe Hospitalier Paris Saint-Joseph, qui s'implique avec conviction dans l'indispensable formation des soignants.

Cette formation participe à l'innovation,à la modernité et à la qualité des équipes.

Qu'il trouve ici le témoignage de ma reconnaissance.

Tous les soignants des salles opérations et du service de chirurgie vasculaire qui savent participer à la « prise en charge hypnotique » des patients.

Monsieur François Roustang qui à toujours répondu à nos invitations et m'a encouragé à poursuivre ma réflexion. Tous ces écrits m'ont ouvert la porte d'une nouvelle approche de ma pratique.

Monsieur le Professeur François Jacob, prix Nobel de médecine et Madame le Professeur Geneviève Barrier-Jacob avec qui j'ai eu l'immense chance de partager mes premières réflexions.

PRÉFACE

Il fallait le voir pour le croire : avec les preuves de la recherche clinique et l'essor de l'imagerie cérébrale fonctionnelle, l'hypnose n'est plus une pratique fantaisiste.

Forte de cette nouvelle légitimité, très médiatisée, elle est rentrée à l'hôpital dans différents services de soin, et particulièrement au bloc opératoire. Elle y est naturellement portée par l'anesthésie : cette spécialité, après avoir relevé avec succès le défi de la maitrise du risque, est de plus en plus attentive au bien-être des patients. Le vécu de l'opéré est désormais au cœur des préoccupations, et l'hypnose représente un outil relationnel de choix dans ce contexte.

Marc Galy nous offre un livre didactique et clinique reprenant les concepts actuels de l'hypnose médicale. Il ne s'agit pas seulement d'énumérer les nombreux avantages de l'hypnose en termes d'anxiolyse, d'analgésie ou simplement de satisfaction de l'opéré. Marc Galy va plus loin et nous parle d'hypnose intégrée : utilisée à chaque étape de la période péri opératoire, elle transforme véritablement l'expérience subjective du patient. Ainsi, l'effet bénéfique de l'hypnose se prolonge bien au-delà du geste, pendant toute la période de réhabilitation postopératoire. A cet égard, l'hypnose participe pleinement à la modernisation de l'offre de soins en chirurgie. Elle représente un adjuvant puissant au médicament, et permet une prise en charge personnalisée de moins en moins invasive, participant à un rétablissement rapide et complet.

L'intérêt de l'hypnose ne s'arrête pas là.

A la différence d'une anesthésie conventionnelle exclusivement médicamenteuse, qui supprime radicalement toute sensation, l'hypnose fait largement appel à la sensorialité, à l'imagination, à la créativité et aux ressources du patient. Objet de tous les soins, le patient devient sujet de vie participant, acteur de sa prise en charge.

A travers cette relation privilégiée qui se crée, le colloque singulier médecin-patient reprend sa forme. Un colloque singulier gagnant-gagnant et valorisant, puisque le soignant se « pause » avec le patient et resserre des liens distendus par des années de performances technologiques. Le savoir-être du médecin s'associe enfin au savoir-faire du spécialiste.

Et c'est là toute la magie de l'hypnose : en investissant la relation, elle crée une hospitalité et une tranquillité proprement contagieuse au bloc opératoire.

Dans ce livre, Marc Galy nous fait partager son expérience avec pédagogie et générosité. Il fait partie des médecins qui osent se renouveler, se questionner et sublimer leur pratique, en proposant une approche anthropologique du soin résolument moderne.

Docteur Lauriane Bordenave,

Anesthésiste, Institut Gustave Roussy.

Professeur Pierre CORIAT

Chef du Département Anesthésie-Réanimation du Groupe Hospitalier Pitié-Salpêtrière, ancien Président de la Commission Médicale de l'AP-HP.

PRÉFACE

Parlez d'hypnose avec un anesthésiste averti et vous connaitrez tous les procédés de diversion et de détournement de l'attention. Il vous dira comment il communique avec ses patients. Vous saurez comment s'absenter d'un soin, d'une opération pour ne pas en souffrir. Mais parlez d'hypnose avec Marc Galy et vous entendrez tout autre chose.

Incité par un collègue chirurgien à se former à l'hypnose, Marc découvre un monde qui le passionne et qui stimule sa réflexion. Il se met à inventer des inductions, à lancer des études, des recherches, à évaluer. Il participe à des congrès, vient régulièrement à la Pitié-Salpêtrière présenter son travail aux médecins en formation à l'hypnose. Son enthousiasme rejaillit sur l'auditoire. Marc aime associer l'hypnose à l'anesthésie.

Dans cet ouvrage, se trouvent rassemblés tous les thèmes qu'il explore. Le changement d'ambiance au bloc opératoire, le soignant qui s'intéresse à son patient et l'hypnose au-delà du médical.

Pour qu'une prise en charge soit efficace, elle doit s'appuyer sur une bonne relation avec le patient. L'hypnose est une ouverture sincère vers une personne malade et anxieuse de l'opération à venir. La formation et le sérieux du soignant donnent confiance aux patients qui acceptent d'être approchés. Ce qui leur est proposé est exactement ce qui est attendu : exister aux yeux d'un soignant à qui on peut confier son corps temporairement et voir se tisser un lien qui les sort de l'anonymat.

L'hypnose est de nouveau « à la mode ». Mais elle n'est pas enseignée pendant les études de médecine.

Les médecins, qui s'y forment en parallèle, s'étonnent qu'elle ait pu disparaître de l'art de soigner. L'action d'une séance d'hypnose sur un patient est parfois d'une si grande efficacité que les soignants en formation sont transportés par cette pratique. Ils adhèrent avec conviction à cette hypnose qu'ils découvrent. Cet engagement est bénéfique pour les patients qui ont besoin de cet élan qui les mobilisera et les fera participer au soin.

SI la vie peut être décrite comme un mouvement permanent à l'image d'une danse souple et ample, à l'inverse, la pathologie peut être perçue comme une immobilité, une rigidité dans un espace devenu étroit. L'hypnose fait apparaître un espace élargi où le corps et l'esprit respirent à nouveau. Cet espace ouvre sur une créativité, sur de l'imaginaire. Voilà pourquoi l'anesthésiste Marc GALY invente, innove. Il a trouvé pour lui-même un espace large où il peut jouer, déployer son imagination afin d'aider au mieux ses patients.

Un jour, une de ses patientes lui a déclaré : *« Je suis prête à revenir me faire opérer, si besoin. »* Le bloc opératoire était devenu, pour elle, un lieu de « jeu » et de bienveillance. C'est tout le mérite de Marc GALY d'avoir su introduire cette hypnose à l'hôpital au plus grand profit des patients et des soignants.

Docteur Jean-Marc BENHAIEM

Responsable du Diplôme Universitaire d'Hypnose Médicale Paris VI, Pitié-Salpêtrière

Centre d'Evaluation et de Traitement de la Douleur

Hôtel Dieu (Paris) et Hôpital Ambroise Paré (92 Boulogne)

PREAMBULE

En 2012, j'ai publié[1] pour la Revue « Hypnose et Thérapies Brèves », « l'acte d'anesthésie et la parole de l'hypnose » qui est ma première réflexion sur « Pourquoi l'hypnose ? ». Dans mes interventions suivantes qu'elles soient dans des revues ou dans des congrès j'ai toujours placé l'hypnose dans le contexte des structures hospitalières et médicochirurgicales. Dans sa pratique, l'anesthésiste ne se place pas comme thérapeute de l'hypnose, terme que l'on désigne habituellement comme praticien conduisant une thérapie (psychothérapie). Il se place comme un praticien, qui utilise les moyens d'entrer en hypnose et l'hypnose au sein d'une spécialité médicale existante, qui elle-même à ses techniques propres et qui n'a pas besoin, de l'hypnose pour exister. En fait cette première affirmation n'est pas totalement vraie en cette deuxième décennie du siècle. L'anesthésiste a besoin selon moi de l'hypnose pour renouveler ses pratiques et pour ouvrir d'autres portes dans son exercice quotidien. Certes l'anesthésiste n'est pas un thérapeute conduisant une thérapie, néanmoins il ne doit pas s'écarter de l'enseignement, de l'orientation de ceux qui exercent cette dernière. En effet, certains thérapeutes (psychiatres, psychologues) et philosophes éclairent la pratique de l'hypnose. La lecture de leurs textes autorise l'anesthésiste à s'appuyer sur eux pour exercer l'hypnose médicale au sein de sa spécialité. Positionner l'hypnose dans l'espace médicochirurgical du moment et dans un échange multidisciplinaire, c'est l'objectif des deux conférences de 2012 et 2014 que j'ai organisées à l'Hôpital Saint-Joseph à

1. Galy M « *L'acte d'anesthésie et la parole de l'hypnose* » revue Hypnose et Thérapies Brèves aout/septembre/octobre 2012 N°26 p.18-2

Paris en réunissant, François Roustang, Jean-Marc Benhaiem, Patrick Richard et Gregory Tosty tous hypnothérapeutes venant d'horizons différents, avec des chirurgiens, des anesthésistes, des médecins de différentes spécialités et des soignants de tous les services(bloc opératoire compris). Ces réunions ont permis de sensibiliser puis de conforter l'ensemble des soignants présents et la direction administrative de notre hôpital au besoin d'une approche complémentaire et nouvelle dans la manière de prendre en charge et de soigner les patients.

Ce livre résulte : de mon expérience professionnelle, de mon observation quotidienne de l'évolution des pratiques, de l'utilisation quotidienne des outils pour « entrer en hypnose »et de l'hypnose. Je souhaite faire partager mes réflexions sur les pratiques actuelles, mais aussi le changement professionnel et personnel que procure la pratique « d'un autre dialogue » soignant soigné basée sur les outils hypnotiques.

INTRODUCTION

Depuis quelques années le terme « hypnose » suscite de l'intérêt, des interrogations, du mystère ou l'étonnement dans notre société.

Ce terme est utilisé par le marketing d'une marque de cosmétique pour nommer un parfum, ou pour faire le spectacle sur une estrade comme si l'hypnose résultait de la magie.

Au-delà de ces deux aspects, la médecine dans différents domaines utilise l'hypnose. Cette pratique est ancienne en chirurgie ou en psychiatrie avec des appellations diverses. Quelque peu oubliée en France au début du XXe siècle, elle réapparait très progressivement ensuite sous l'influence d'un psychiatre américain Milton Erickson (1901-1980), en France avec un autre psychiatre Léon Chertok (1911-1991) et actuellement un philosophe François Roustang . C'est l'hypnose « moderne », l'hypnose de la liberté, de l'observation et de l'écoute. Actuellement on utilise l'hypnose comme moyen de traitement pour certaines phobies, pour accompagner un changement d'habitude alimentaire, pour arrêter de fumer, pour lutter contre certaines addictions ou comme traitement des douleurs chroniques ou aigues. Les scientifiques et les cliniciens s'y intéressent grâce à l'apport des nouveaux moyens d'imagerie, des neurosciences et essaient de comprendre ce qu'est l'hypnose . François Roustang comme philosophe s'est posé déjà cette question en 1994. Michel Bitbol se demande : *« la conscience a-t-elle une origine ? ».* Denis le Bihan parle d'un « cerveau de cristal » qu'il essaie de rendre transparent et lisible.

L'hypnose mobilise aussi les cliniciens que sont les neurologues, les psychiatres et bien évidemment les anesthésistes. Toutes ces spécialités médicales s'intéressent aux états modifiés de conscience. L'hypnose est un état modifié de conscience, physiologique, spontané et/ou induit. Reste à en définir les contours, les mécanismes, la nature et à lui donner une seule définition. Là les avis divergent et les interrogations persistent. Parmi toutes ces spécialités c'est principalement de l'anesthésie dont nous parlerons. Pourquoi ? La réponse est simple. Je suis anesthésiste. Je pratique cette spécialité depuis 1978. Néanmoins ces propos iront au-delà de cette spécialité médicale et intéresseront aussi bien d'autres intervenants de santé et tous ceux qui s'interrogent sur le pourquoi de l'hypnose.

L'anesthésiste peut modifier, perturber la conscience, « déranger la perception » avec des médicaments qui sont : des sédatifs, des morphiniques ou des hypnotiques. Cette modification de conscience va de la simple sédation jusqu'à l'anesthésie générale. Il pratique aussi une « autre anesthésie » celle qui insensibilise sans perte de conscience, c'est l'anesthésie loco régionale, « la partielle », celle qui n'endort qu'une partie du corps sans atteindre la conscience.

Maintenant il utilise l'anesthésie qui modifie la conscience, qui « dérange la perception » dit François Roustang[2], sans médicament : c'est l'hypnose.

Pour suivre cet auteur[3] soulignons : *« notre époque accueille relativement volontiers l'hypnose lorsqu'elle est capable de produire des effets d'anesthésie ou d'analgésie c'est-à-dire lorsqu'elle nous coupe des stimuli afférentes qui pourraient être cause de douleur»* et plus loin *« ce n'est là toutefois que*

2. Roustang F. il suffit d'un geste Odile Jacob 178 p13
3. Roustang F. feuilles oubliées ; feuilles retrouvées. Petite bibliothèque Payot 2014:249 p 233

le premier temps de l'hypnose, celui qui nous rend étranger au premier type de rapport au monde ».

Soulignons dès à présent que l'hypnose repose sur plusieurs composantes en fonction de la situation clinique « la communication thérapeutique » (ou communication hypnotique dans le contexte de l'hypnose proprement dite) et « les moyens d'entrer en hypnose » qui sont les supports de l'hypnose.

De façon générale, quand une spécialité comme l'anesthésie change ses pratiques il y a toujours une raison. Ce sont des progrès technologiques pour assurer une meilleure sécurité au patient : de nouvelles « machines » ou de nouveaux instruments de surveillance. On retient aussi les progrès pharmacologiques avec de nouvelles molécules mieux ciblées, moins toxiques et aux effets secondaires restreints. Ces agents anesthésiques ont permis, les développements de la chirurgie ambulatoire, des anesthésies locorégionales des diverses parties du corps, après l'avènement de la péridurale pour l'accouchement dans les années 1970. En effet, ces techniques d'anesthésie partielle ont bénéficié conjointement de bons médicaments anesthésiants « locaux » et d'un repérage anatomique précis pour anesthésier une région (main, bras, jambe, thorax, cou..) grâce à l'échographie(repérage des structures nerveuses à anesthésier). Cela amène une sécurité au patient et la garantie d'une anesthésie efficace. Mais l'utilisation de l'hypnose et son développement actuel au sein de la spécialité n'est pas de cet ordre. L'hypnose n'utilise pas de médicament (ou très peu dans le cadre de l'hypnoanalgésie) et ne bénéficie pas de progrès technologique. C'est une pratique sans « machine » sans progrès industriel. Mais alors pourquoi l'hypnose en anesthésie ? Pourquoi l'hypnose du bloc opératoire à la vie quotidienne ? C'est notre questionnement. Pourquoi au début du XXIe siècle à l'heure de l'internet, de l'informatique, des machines, du E-patient, de l'E-santé, de l'E-hôpital connecté, les praticiens utilisent-ils une technique simple et sans artifice ?

Pourquoi à l'heure où le philosophe belge Dorian Neerdael[4] dans « une puce dans la tête » pose toute la problématique actuelle et les perspectives souvent proches de l'interface cerveau- machine (et de l'ordinateur), les praticiens recherchent-ils la relation directe sans apport industriel ? Pourquoi au-delà d'une pratique médicale la vie quotidienne change-t-elle ? Mais de quelle vie quotidienne parle-t-on ? La vie des praticiens dans leur activité professionnelle ou dans leur vie privée ? Peut-être les deux ? Ce questionnement mérite quelques réponses. Ce paradoxe entre une médecine très technique, industrielle et une autre dépouillée mérite que l'on s'y arrête.

Cette réflexion est d'ordre médical. A aucun moment ces propos ne feront appel à des références de pratique d'estrade et de spectacle qui ne nous appartiennent pas. Notre pratique est médicale, celles des professionnels de la santé formés et non de « gens » venus d'horizons divers et variés qui prétendent de manière dérégulée et sauvage s'occuper de médecine, « soulager et soigner » les patients.

MA PREMIERE DEMARCHE VERS L'HYPNOSE

Avant d'envisager le pourquoi de l'hypnose il est important d'expliquer les raisons de cette démarche et les premiers pas qui nous ont guidé vers l'hypnose. Ces premiers pas sont ceux d'un anesthésiste et d'un chirurgien. En effet tout commence par notre volonté de diminuer l'agression médicochirurgicale et surtout d'assurer la sécurité et le confort des patients dans le cadre de la chirurgie carotidienne. Depuis 1990 nous pratiquons la chirurgie carotidienne (endartériectomie) sous anesthésie locorégionale et sédation médicamenteuse intraveineuse. La raison principale de réaliser cette intervention sous anesthésie partielle est de pouvoir surveiller les fonctions neurologiques du patient tout le long de la chirurgie et en particulier au moment « du clampage » et pendant le temps de reconstitution de la carotide (ablation de la plaque d'athérome). Cette technique associant anesthésie partielle et sédation médicamenteux satisfait pleinement pour la surveillance neurologique mais ne permet pas d'assurer un bon confort per opératoire au patient et dans certaines situations cliniques, l'apport médicamenteux ne répondait pas aux attentes de sédation et d'antalgie complémentaires. Nous devions faire face à des réactions paradoxales d'agitation et de grand inconfort, qui conduisaient à la conversion vers l'anesthésie générale et donc à l'échec de la technique initialement prévue. Certes au fil du temps, grâce à notre expérience et à l'amélioration de la qualité des blocs anesthésiques par le repérage échographique ces échecs devenaient rares, mais l'inconfort global restait présent, entraînant le refus du patient pour une approche de même type et pour la chirurgie controlatérale.

Toutes ces raisons nous ont conduits à nous tourner vers l'anesthésie peu ou non médicamenteuse et donc vers les outils hypnotiques. C'est à Liège vers l'équipe de Marie Elisabeth Faymonville que nous sommes tournés en 2006.

Après une phase de formation initiale organisée par le groupe Hospitalier Paris Saint Joseph avec L'institut Français d'Hypnose, je me suis rapproché de différents auteurs et en particulier de François Roustang et Jean Marc Benhaiem notamment dans cadre du Diplôme universitaire de la Pitié.

L'utilisation des outils hypnotiques pour cette chirurgie nous a donné rapidement satisfaction et a répondu à nos attentes.

En même temps, je me suis aperçu qu'au delà d'une pratique anesthésique, l'utilisation des composantes de l'hypnose et l'hypnose entraînaient une réflexion plus large. C'est cette réflexion que je souhaite faire partager.

Chapitre 1

LE MONDE MEDICAL ET L'HOPITAL EN PLEINE MUTATION

UN CHANGEMENT ORGANISATIONNEL

La société dans son ensemble passe par des modifications structurelles importantes ces dernières années. La mondialisation des échanges économiques et les longues et profondes crises financières successives en sont les moteurs. Les structures se regroupent, de grands ensembles économiques se forment. Dans les hôpitaux comme dans le monde de l'entreprise on parle d'objectif, de gain de production, de mutualisation des moyens et d'équilibre financier A cela s'ajoutent l'internet et l'informatisation des procédures qui autorisent un changement considérable dans les moyens de communication et dans leur exploitation. C'est cette communication nouvelle, rapide, virtuelle et multidirectionnelle que l'on nomme aussi : les réseaux sociaux. Le médecin et le patient se demandent quelles seront leurs places dans une médecine assimilée à des « réseaux sociaux ». Daniel Le Bihan dans Le cerveau de Cristal[4] va dans ce sens et s'interroge sur la virtualité des échanges qui peuvent éventuellement devenir une norme réelle ? : *« la communication directe, visuelle et verbale, entre individus reste un principe fondamental du comportement social humain, ce qui malheureusement tend à être oublié par certains modes dits « modernes » de communication comme le courrier électronique, et le qualitatif « réseaux sociaux » donné à certains moyens électroniques de communication de groupe n'est peut-être pas le plus judicieux. Le mot « virtuel » a peut-être été un peu vite oublié, alors que notre monde (et notre cerveau) reste,*

4. Le Bihan D. Le cerveau de cristal Odile Jacob 220 p91

lui, bien réel, comme nous le démontre, hélas tous les jours l'actualité »

Le monde médical dans son ensemble et l'hôpital en particulier n'est donc pas à l'écart de ces mutations structurelles et organisationnelles. En effet les hôpitaux se regroupent dans de grands ensembles hospitaliers, avec des blocs opératoires et des plateaux techniques (pour les actes interventionnels) qui rassemblent plusieurs spécialités (cardiologie, digestif, neurochirurgie..) dans des structures communes. Les hôpitaux de proximité ferment. Les structures privées en font de même.

Le conseil National de l'Ordre des Médecins[5] réfléchit sur la pratique de la médecine de demain, une médecine connectée : Une E-médecine : consultation virtuelle, télémédecine, communication informatisée entre professionnels et patient - praticien. Mais comment garder l'intimité des patients, la confidentialité des informations et comment préserver le secret médical dans une communication médicale qui prend les aspects de « réseau social ». Toutes ces interrogations demandent évidemment des réponses. La place de l'éthique médicale doit être aussi préservée avec ses règles complexes de protection du patient, de déontologie et de morale. Les patients participent déjà à ces échanges sociaux dans des associations, des blogs et des sites internet.

Tout cela conduit à un changement de nature dans la relation praticien patient. Les informations circulent, quelque fois sans aucun contrôle, sans aucune source authentifiée et de façon anonyme. L'importance de ces informations crée une certaine confusion, des incertitudes et des erreurs. L'information du patient est non guidée, souvent mal comprise et mal interprétée.

5. Conseil National de L'Ordre des Médecins : Publications de livres Blancs en Janvier 2009 : la télémédecine et décembre 2011 : déontologie médicale sur le Web.

Cette affirmation souvent entendue en consultation : *« j'ai vu sur internet »* peut brouiller la relation. De cela découle une relation directe et un face à face qui s'estompent au profil d'une relation plus « virtuelle ». Néanmoins les patients et les praticiens doivent s'adapter car les enjeux économiques sont considérables et irréversibles.

La médecine hospitalière s'ajuste. Les ordinateurs portatifs sont devenus les compagnons de soins des infirmiers comme le fidèle « chariot de soin ». Les patients nécessitent encore des soins : des pansements, des perfusions et des injections médicamenteuses réalisés au lit du patient par un soignant ! De même les médecins ne doivent pas oublier l'examen clinique. Nos maitres nous enseignaient : l'inspection, la palpation, la percussion et l'auscultation. Cela ne doit pas être oublié à l'heure, des échographies, des scanners, de l'imagerie par résonnance magnétique(IRM) et de la transmission d'images à distance par télémédecine.

Les prescriptions sont connectées comme les plans de soins (recueil des données du soin et de surveillance des patients). Le dossier patient est informatisé. Le réseau image numérique a mis aux oubliettes les films de radiologie. Les résultats de laboratoire apparaissent sur l'écran en temps réel. Les patients peuvent les recevoir par texto dans le cadre de certains suivis (diabétique, contrôle d'anticoagulation). Tout est rapide. L'Hôpital s'oriente comme une entreprise « sans papier ». Les consultations empruntent le même chemin : plus de dossier papier, plus de stylo pour le praticien mais seulement une imprimante, un scanner et un ordinateur. Un scanner pour informatiser les documents présentés par le patient et un écran d'ordinateur pour noter et pour conclure la consultation. L'imprimante pour donner au patient les recommandations à suivre et lui présenter les diverses consentements éclairés qui à leurs tours seront scannés pour rejoindre le dossier médical informatisé quand ils seront signés. Tout cela fonctionne sauf les jours où il y a une panne informatique, une mise à jour ou je ne sais qu'elle adaptation informatique ou maintenance. A ce moment-là, il n'y a plus rien. Tout s'arrête et chacun espère, comme une prière que cela ne va pas durer trop longtemps comme les interruptions d'électricité les jours de tempête. Le tout électrique comme le tout informatique présentent aussi quelques inconvénients !

Pouvons-nous encore poser quelques questions ou bien ces dernières sont-elles déjà dépassées: ne demande-t-on pas trop et trop vite aux acteurs humains et aux systèmes informatiques ? Notre confiance dans l'informatique est-elle trop importante ? La médecine hospitalière doit-elle répondre au tout écran, même si cela permet de résoudre par exemple les problèmes des archives ou de réduire le personnel de secrétariat ? Et surtout comment replacer la relation humaine dans un environnement informatisé, virtuel et quelque fois déshumanisé ? Ces descriptions précédentes et ces questionnements résument les changements considérables qui surviennent actuellement dans les structures hospitalières et qui entraînent le patient, le praticien et le soignant dans leurs vies quotidiennes. Si à l'heure actuelle on tient à considérer l'hôpital comme une entreprise, cette entreprise est complexe et distinctive des autres car le facteur humain, qui n'est pas d'ordre commercial ne doit jamais être oublié.

C'est pour cela qu'une « structure de soin » et non « une entreprise de soin » ne ressemblera jamais à celle d'une entreprise industrielle. En effet dans cette structure il y a le patient. Le patient n'est jamais seul. Il s'accompagne : d'un entourage familial, d'une histoire clinique, d'une pathologie et d'une situation socio-culturelle dont chaque acteur de soin devra tenir compte. Ces acteurs de soin ont la charge (humaine) et thérapeutique d'accompagner le patient dans un parcours de soin qui nécessite une attention particulière. C'est cette situation qui conduit de nombreux soignants à s'interroger sur les changements de l'environnement hospitalier. Ces propos ne sont pas là pour refuser tout changement organisationnel, structurel, toute progression, tous les outils numériques et toute informatisation des moyens modernes de communication, de transmission et de mémorisation des données. Mais seulement de souligner, comme tout le long de ce propos, l'importance du facteur humain et les limites humaines de cette technique. Les métiers de soignant se convertissent, s'ajustent recherchent des solutions au fil des outils qui leurs sont proposés voir imposés.

Mais sommes-nous déjà en retard face à l'évolution technologique et au objectif futur que certains veulent organiser. Rapprochons nous « d'une puce dans la tête[6] ». La recherche d'une interface cerveau machine est là en première intention, pour répondre aux problèmes neurologiques ou post-traumatiques qui entament la mobilité motrice humaine et permettent la fonctionnalité des prothèses mécaniques. Mais au-delà de cette destination d'autres « indications » se profilent : l'amélioration de la performance humaine, cérébrale, l'interconnexion cerveau-cerveau, l'intégration, la prothèse cérébrale totale et le téléchargement. Dorian Neerdael reprends le futurologue et transhumaniste Ray Kurzweil : *« il affirme que les interfaces cerveau-machine sont une étape essentielle vers le téléchargement de l'esprit sur la machine. Elles permettront de mettre le biologique en rapport avec le mécanique avant l'intégration de l'un dans l'autre. Nous préférons de plus en plus interagir par ordinateurs interposés. Nous ne communiquerons plus que d'un esprit à l'autre sans passer par la parole, perçue comme trop ambigüe et peu transparente »*. Je reviendrai sur cette substitution, mais déjà je pense que cela n'est pas acceptable dans une démarche thérapeutique humaine.

6. Neerdael D. Une puce dans la tête Fyp 2014 155 P134

UN CHANGEMENT THERAPEUTIQUE

Avec ces mutations organisationnelles qui résultent, comme nous venons de le voir, de la place de l'informatique dans notre vie quotidienne professionnelle, l'approche thérapeutique elle aussi change d'orientation. Deux grandes raisons à cela : les progrès technologiques et industriels dans les traitements chirurgicaux des pathologies et la grande qualité de l'évaluation multidisciplinaire pré opératoire des patients. Ces deux aspects couplés s'associent, pour permettre une médecine rapide et sécurisée.

L'évaluation pré opératoire des patients est peu ou mal connue des autres disciplines médicales et des patients. L'évaluation clinique c'est l'étape essentielle de la consultation d'anesthésie. Cela consiste à mettre en équation, en balance, le bénéfice et le risque médical d'une intervention. Cette équation résulte : des antécédents, de l'interrogatoire, de l'examen clinique, des examens complémentaires et de la connaissance du dossier chirurgical. Elle s'ouvre éventuellement sur un complément d'examen et sur une adaptation de traitement. Cette consultation d'anesthésie, obligatoire depuis le décret du 5 décembre 1994[7], permet d'éviter les improvisations de dernières minutes, les reports d'intervention par manque de préparation, d'information et les erreurs qui en découlent. Elle contribue à la forte diminution des accidents d'anesthésie de ces vingt dernières années. Les progrès techniques et industriels sont dans certaines spécialités considérables. Les grandes incisions chirurgicales laissent la place à une approche « mini-invasive» (cœlioscopie ; voie percutanée ; endoscopie) qui autorisent une réduction de l'agression chirurgicale et donc un bénéfice pour le patient.

7. Pratique de l'Anesthésie : Texte officiel-J.O. Décret n°94-1050 du 5 décembre 1994

Citons quelques exemples simples : en chirurgie digestive, thoracique, gynécologie et urologique, la cœlioscopie autorise de nombreux traitements (vésicule, colon, hernie, rein, vessie, poumon..) en limitant l'ouverture chirurgicale.

Dans d'autres spécialités certains traitements utilisent les voies percutanées (à travers la peau) grâce à l'apport couplé de l'imagerie. C'est le cas en pathologie cardiaque, la majorité des lésions sur les artères coronaires (artères du cœur) se traitent avec l'implantation de « stent » par voie percutanée comme pour la pathologie de la valve aortique (valve cardiaque). Dans la pathologie vasculaire la revascularisation des membres inférieurs, les sténoses de la carotide sous certaines conditions se réalisent par voie endovasculaire et par l'implantation de « stent ». L'anévrisme aortique même dans ses formes complexes se traite aussi par voie percutanée. Le traitement de ces pathologies « lourdes » se transforme en un acte de chirurgie sans cicatrice. Nous pourrons multiplier les exemples dans différents domaines. Ces avancées technologiques ouvrent la porte à une prise en charge « MINI » qui autorisent une durée d'hospitalisation courte voir ambulatoire même dans des pathologies réputées « lourdes ». N'oublions pas que certains traitement chirurgicaux restent complexes, nécessitent de grandes incisions et des séjours dans les services de soins intensifs ou de réanimation. N'oublions pas aussi que le vieillissement de la population peut à son tour être responsable d'une approche thérapeutique plus lourde.

LE CONCEPT DU « MINI »

Ce concept[8] du « MINI », de réduction est une trilogie qui associe : la voie mini invasive chirurgicale, la réduction des durées d'hospitalisation et la réduction de l'agression médicamenteuse de l'anesthésie. Toutes ces approches participent à une médecine rapide qui rentre dans les objectifs de réduction de l'agression chirurgicale et des coûts. Qu'est qu'une anesthésie « MINI » qui réduit à son tour l'agression ? Plusieurs approches peuvent répondre à cette question en fonction de la situation clinique. L'anesthésie générale bénéficie depuis quelques années de molécules pharmacologiques de courtes durées d'action avec des effets résiduels minimisés, qui permettent une anesthésie dite « on-off » : la perte de conscience et l'analgésie commencent dès l'injection et s'arrêtent rapidement à la fin de la durée d'action des molécules. Cela autorise une récupération rapide des fonctions vitales (neurologique, cardio vasculaire et respiratoire) et donc une sortie rapide de la salle de surveillance post interventionnelle voire de l'hôpital de façon sécurisée. Ce sont les molécules de l'anesthésie générale pour la chirurgie ambulatoire. Il en est de même pour l'anesthésie loco régionale (anesthésiants locaux de durée d'action courte). Soulignons que l'on associe quelquefois à cette anesthésie partielle des molécules sédatives, et exceptionnellement une anesthésie générale qui permettent la diminution de l'anxiété et offre un meilleur confort au patient. Ces molécules d'actions rapides peuvent avoir néanmoins un retentissement sur l'état de conscience du patient, sur son appréciation discriminative de l'environnement, c'est pour cela que certaines règles de prudence post interventionnelle sont établies. On recommande en chirurgie ambulatoire par exemple : d'être accompagné, de ne pas conduire, de ne pas travailler ou de ne pas « signer de chèque » !

8. Galy M Evaluation multidisciplinaire, réduction des durées d'hospitalisation : le concept du MINI Gestions hospitalières n°529-octobre 2013, p 474-475

A côté de cette approche médicamenteuse, il existe, quand la situation clinique l'autorise c'est-à-dire pour tout geste chirurgical sous anesthésie locale, loco régionale ou pour certaines explorations digestives (colonoscopies, fibroscopie) ou autres gestes (endoscopie cardiaque, ponction, drainage..),une approche différente que certains anesthésistes formés utilisent, c'est « l'anesthésie peu ou non médicamenteuse » c'est-à-dire hypnoanalgésie (hypnose et antalgique à très faible dose) ou hypnose seule

Nous nous permettons de souligner encore que c'est grâce à l'association d'une évaluation pré opératoire médico chirurgicale, multidisciplinaire, de l'apport de moyens techniques modernes de traitement et d'une anesthésie adaptée qui peut être générale, partielle, médicamenteuse ou non médicamenteuse que l'on arrive à une réduction de l'agression chirurgicale, à un développement de l'hospitalisation ambulatoire, à une diminution générale des durées d'hospitalisation et des coûts.

Ce concept du « MINI » ouvre la porte d'une médecine moderne dans laquelle l'hypnose tient une place. Dans le cadre de notre spécialité la pratique des techniques hypnotiques a l'exigence de s'intégrer dans des projets médico chirurgicaux et des projets d'établissement. C'est dans cette perspective que l'hypnose trouvera son développement pour le bénéfice de chacun. Nous allons expliquer pourquoi l'hypnose dans ces différentes composantes s'incorpore à cette orientation.

Chapitre 2

LA PRATIQUE DE L'HYPNOSE

LE RETOUR

Madame Marie Elisabeth Faymonville[9] professeur d'anesthésie au centre universitaire de Liège a réintroduit l'hypnose pour « élargir le socle des techniques de l'anesthésie moderne » dans les années 90. C'est à elle que revient le mérite d'avoir compris que l'hypnose appartient aux techniques d'anesthésie actuelles. Elle a utilisé cette approche d'abord dans la chirurgie thyroïdienne sous anesthésie loco régionale, puis dans certaines interventions de chirurgie plastique. Ses travaux cliniques qui s'associent aux progrès des neurosciences avec l'apport de l'imagerie par résonnance magnétique (IRM) ont permis de visualiser les zones d'activation cérébrale et d'objectiver la diminution de la douleur (moins de demande d'antalgique) chez des patients en état d'hypnose. L'apport des neurosciences dans la pratique de l'anesthésie hypnotique donne une force dans la compréhension des mécanismes neurophysiologiques.

Cette visualisation n'apporte néanmoins qu'une explication partielle dans les mécanismes intimes de l'hypnose. Nous y reviendrons.

Sa démarche était guidée par le souhait de diminuer l'agression médicamenteuse de l'anesthésie générale, pour les patients qui pouvaient bénéficier d'un traitement chirurgical sous anesthésie partielle, persuadée et elle le réaffirme en juillet 2014 au congrès de l'association Hypnocrate à Paris, que les retentissements de l'anesthésie générale ou des anesthésies générales succes-

9. Faymonville M.E. Joris J Lamy M Maquet P Laureys S. « Des bases neurophysiologiques à la pratique clinique » conférences d'actualisation Elsevier 2005 , 200 p59-69

sives (itératives) sont incertains en particulier sur les fonctions mémoires et sur le vieillissement cérébral.

Je partage ces incertitudes que renforce Denis le Bihan[10] qui grâce à l'IRM à très haut champ à découvert au sein de Neurospin(institut du commissariat à l'énergie atomique dédiée à l'étude du cerveau par IRM à très haut champ magnétique) avec Luisa Ciobanu «que l'effet des agents anesthésiques sur la circulation cérébrale est directement visible sur les images (même s'il s'agit de rats) et diffère fortement selon les agents anesthésiques. Ces différences de contrastes entre les vaisseaux sanguins et le tissu cérébral sont directement liées aux niveaux d'oxygénation du sang dans le cerveau : elles reflètent l'impact des agents anesthésiques sur le débit sanguin cérébral ou le métabolisme, ceux-ci devant être minimaux pour ne pas perturber les fonctions cérébrales vitales de l'organisme. Cette information était jusque -là inaccessible. Outre l'évaluation de nouveaux agents anesthésiques et la compréhension des effets mal connus de l'anesthésie sur le cerveau, notamment de l'homme, ce résultat ouvre la voie à l'étude des perturbations de la circulation sanguine cérébrale associées aux maladies neurodégénératives ».

Rappelons ici notre maître Jean Lassner(1913-2007) qui pratique l'hypnose en anesthésie des 1960 à l'hôpital Cochin pour les malades les plus fragiles et publie[11] en 1968 « Hypnose en anesthésiologie » dans l'encyclopédie Médico-Chirurgicale. A cette époque peu de personnes l'ont entendu. Il était surement trop en avance et la communauté anesthésique et chirurgicale

10. Le Bihan D. « Le cerveau de cristal ce que nous révèle la Neuro-imagerie » Odile Jacob 2012 -220 p 203

11. Lassner J. « hypnose en anesthésiologie » publié en 1968 dans l'encyclopédie Médico-Chirurgical. Reproduit avec l'autorisation d'Elvesier France dans « l'hypnose aujourd'hui » sous la direction de Benhaiem J.M. éditions In press 2012- 289 p127-145

de cette époque était plus intéressée par le développement des agents chimiques, les techniques de respiration artificielle et de surveillance cardio vasculaire. L'anesthésie moderne voyait le jour sous l'influence anglo-saxonne de l'après-guerre[12].

Pour avancer dans le questionnement il faut présenter les diverses formes cliniques de l'hypnose et ses supports que sont : la communication thérapeutique et les moyens d'entrer en hypnose.

LES ASPECTS CLINIQUES

Classiquement et schématiquement on définit l'état hypnotique comme un état de conscience modifiée, un passage d'un état de conscience ordinaire vers un autre état de perception. Le cadre et la définition de l'état de conscience sont divers. Michel Bitbol[13] rappelle celle du psychiatre et philosophe Henri Ey « Etre conscient, c'est connaitre sa propre expérience » et il souligne également que : « la conscience » peut être entendue (au moins) de trois manières :

- comme pure expérience (on l'appelle aussi « conscience primaire » ou conscience phénoménale » en philosophie de l'esprit)
- comme expérience en retour de l'expérience, ou plus pragmatiquement comme savoir quelle expérience il y a (on l'appellera »conscience réflexive »
- comme appréhension de soi-même, en tant que sujet dural de ses actes et centre de perspective de sa propre expérience (on l'appellera « conscience de soi »). Il met à part la conscience morale.

12. Kern E. Lassner. Vourc'h G. « Regard sur l'anesthésie d'hier ». Préface de Desmonts J.M Glyphe 2003 351
13. Bitbol M. La conscience a-t-elle une origine ? Flammarion 746 p.55

Pour les auteurs[14] de « la communication dans le soin », de façon plus pragmatique, ils définissent un état de conscience ordinaire comme : « *l'état de conscience ordinaire se caractérise par la mobilité continue de l'attention et la capacité de se porter d'une information à l'autre afin de pouvoir s'adapter à l'environnement. Il y a dans cet état une confrontation permanente entre nos perceptions et nos pensées. A chaque instant, cette confrontation entre ce que nous observons du monde extérieur et nos connaissances, nos idées personnelles, nos croyances nous permet de contrôler et de décider notre attitude ici et maintenant.* ».

Nous pourrions multiplier les références donnant les définitions et le cadre de la conscience, mais cela pourrait nous écarter de notre propos. Ce transfert de perception est naturel et spontané, mais il peut aussi être provoqué par un évènement extérieur ou induit par l'intervention d'une tierce personne. Cette modification de conscience prend des caractéristiques et des aspects divers selon les circonstances dans lesquelles on l'observe. Au bloc opératoire, en anesthésie c'est cette « hypnose induite », (induction hypnotique) que nous provoquons auprès de nos patients grâce aux moyens d'entrer en hypnose (induction hypnotique). A l'état naturel la dissociation de la conscience ordinaire ou dissociation de la conscience critique, survient spontanément, sans événement extérieur identifiable, chez chacun d'entre nous dans toutes circonstances. C'est pour cela que Daniel Le Bihan[15] remarque que « Nos régions cérébrales sont en fait dans un état fonctionnel de base fluctuant en permanence, sans que nous en ayons connaissance, en dehors de notre champ de conscience.

14. Bernard F. Muselec H. « La communication dans le soin » 2013 Arnette 159 p 28
15. Le Bihan D. Le cerveau de cristal 2012 220 p 110

La prise de conscience, à un moment donné d'un événement, dépend donc de l'état dans lequel se trouve notre cerveau à cet instant » : Les exemples les plus fréquents que l'on décrit sont : quand on regarde la télévision, quand on conduit, quand on lit un livre ou quand on converse avec un ami. Notre conscience ordinaire « part ailleurs », on dit de manière commune « être dans la lune ».Nos afférences extérieures se modifient spontanément, nous effectuons une modification de notre espace de conscience ordinaire. Notre positionnement change. Cette position est pour certain l'une des caractéristiques de l'état hypnotique : « ici et ailleurs », « état de transe». Elle peut être positive dirigée vers une sensorialité que l'on peut définir d'agréable ou positive.

A l'inverse elle peut être négative et s'orienter vers des sensations d'ordre déplaisant ou négatif. Cette dissociation n'appartient pas au domaine de rêve car il n'y a pas d'état de sommeil comme le décrit Michel Jouvet[16] sous l'appellation « sommeil paradoxal ». D'autres circonstances quelques peu différentes, peuvent modifier notre conscience ordinaire. Certaines situations négatives, d'inquiétude, d'anxiété, de stress ou à l'inverse une grande joie, une bonne surprise : prenons des situations négatives, l'annonce d'une mauvaise nouvelle, l'attente d'une consultation médicale, les résultats d'un examen ou simplement une contradiction. C'est alors l'intensité du message négatif qui modifie notre discrimination, notre conscience ordinaire est comme perturbée, déconnectée, comme « floue », comme envahie. L'intensité de la stimulation extérieure a perturbé notre différenciation ordinaire ; certains parlent encore de transe hypnotique négative voir même d'état de confusion. Ces événements extérieurs induisent alors un état hypnotique par fixation sur l'évènement, absorption, réduction de la conscience ordinaire et une dissociation s'installe. On décrit aussi des états dits hypnotiques ou proches de l'hypnose dans l'hyper concentration, l'hyper fixation ou l'hyper réduction par exemple quand on passe un examen.

16. Jouvet M « Le sommeil et le rêve » Odile Jacob 1992-224

Notre conscience se focalise sur le sujet : la problématique de l'examen, résoudre la question de mathématique. De même pour l'observation d'une personne qui monte un puzzle. Cela nous fait penser là aussi à un état hypnotique, avec la fixation, l'absorption et peut être par moment la confusion devant ces centaines de pièces, étalées à réorganiser. Notre champ d'afférences se réduit, se rétrécit, se fixe et s'absorbe. Nous avons là les éléments d'une modification de conscience ordinaire.

On le remarque aussi quotidiennement en consultation quand les patients sont « ailleurs », n'écoutent pas, reposent la même question, s'agitent, s'installent mal ou restent impassibles. Là encore l'événement (être en consultation), le lieu (l'hôpital), l'inquiétude et le stress (d'une intervention, d'une annonce) représentent un ensemble de facteurs sources d'une modification de conscience et donc d'état de transe. Il est important de cibler et de reconnaitre cette situation de dissociation, elle demande au praticien une écoute et une observation, afin de réassocier le patient. Cette réassociation permet de quitter cette transe spontanée négative et de retrouver sa conscience critique, de le repositionner en conscience ordinaire, dans le « ici et maintenant » et ne pas le laisser dans le « ici et ailleurs ». Dans ce cadre, les éléments de réassociation reposent plutôt sur la composante communication de l'hypnose. Nous allons voir maintenant que l'hypnose « induite », repose aussi sur différentes composantes que sont : la communication thérapeutique et les moyens d'entrer en hypnose. La pratique de l'hypnose s'appuie donc sur des outils de communication. Pratiquer l'hypnose nécessite aussi un changement dans la relation avec son interlocuteur, un changement dans la relation patient praticien : une communication, un mettre en commun direct et sans écran.

LA COMMUNICATION THERAPEUTIQUE OU COMMUNICATION HYPNOTIQUE

La communication[17] (mettre en commun) est un échange, un vecteur de transmission entre un « émetteur » (initialiseur de la relation) et un « receveur ». Il s'agit d'un modèle schématique, simple qui repose sur trois composantes qui s'associent[18] : la communication verbale, non verbale et paraverbale. Toute rencontre est un échange de communication. La relation médicale, « le face à face » singulier patient soignant est une relation de communication qui fait intervenir ces trois dimensions. C'est là que le contrat de confiance est acté et que le contrat thérapeutique se scelle dans l'alliance soignant soigné. Cette communication repose avant tout comme l'enseigne Milton Erickson sur l'écoute et l'observation. Rien n'est possible si le praticien n'est pas dans cette position. C'est le socle de la communication, du mettre en commun. L'émetteur (praticien) se doit de connaître, reconnaître et identifier le receveur (patient) afin d'adapter son « vecteur de communication ». Chaque patient, en fonction de son vécu, de son entourage, de sa situation sociale, de son origine, de ses antécédents, de son traitement et de la situation clinique dans lequel il se trouve (consultation, hospitalisation, bloc opératoire) doit bénéficier d'une relation thérapeutique adaptée, personnalisée, certains diront du « sur mesure ». Ce point est très important car il replace le patient au centre de la relation thérapeutique où tout est mis en place pour que l'ensemble des échanges puissent se faire dans les meilleures conditions. Ce « sur mesure » réclame de la part du praticien là encore, une formation et une attention particulière qui peut trouver sa métaphore dans le « vestimentaire ». Cette attitude ouvre la porte à ce que j'identifie comme un « autre dialogue ». Il est possible de quitter les attitudes uniformes, protocolaires et même le principe de précaution qui appartiennent au standard,

17. Bernard F. Muselec H. « La communication dans le soin » Arnette 2013 159 p 9-20
18. ibid p51-89

au « prêt-à-porter » pour se tourner vers autre chose qui s'apparente au « sur mesure » et la haute couture. Ce « sur mesure » ouvre la porte à une approche nouvelle, qui repose sur l'écoute sur l'observation mais aussi sur la créativité.

Cet autre dialogue accompagne le patient dans son difficile parcours de soin. Précisons dès maintenant qu'il n'est pas question de mettre à bas toute la technologie, tous les protocoles et toutes les recommandations que nous offrent nos sociétés savantes et/ou les autorités de santé publique, mais seulement et surtout d'offrir un autre éclairage, d'ouvrir d'autres portes et d'apporter aux patients et aux praticiens d'autres outils.

La communication verbale : c'est le choix des mots. L'écoute du patient est la première étape pour le soignant. C'est l'étape de la reconnaissance. Elle permet d'identifier bien souvent son degré d'anxiété, sa connaissance vis-à-vis de la pathologie traitée et du soin que cela implique. En effet l'approche d'un traitement dans le cadre d'une maladie chronique avec des traitements bien souvent longs et pénibles et dont l'évolution est incertaine, n'est pas la même que celle qui nécessite qu'un seul geste thérapeutique (vésicule, prothèse de hanche, anévrisme de l'aorte). L'écoute guide l'échange et donc le choix des mots qui sont utilisés par le praticien. Elle ouvre la porte d'un dialogue soigné soignant dans lequel ce dernier laissera de côté les termes trop techniques, les mots et expressions négatifs et les explications longues. Les réponses affirmatives viendront se substituer aux interrogations vagues, sources d'ambigüités et d'interprétations négatives. La reformulation d'une question ou d'une affirmation peut permettre d'éclairer cette dernière et de rectifier une information erronée dont l'origine peut être ciblée (un voisin, internet...).Le langage reste simple, protecteur et positif. Quelques exemples simples pour illustrer ces propos :

- *Prenez votre temps, installez- vous le mieux possible pour notre entretien. Bien souvent j'observe alors : que le patient retire son manteau, enlève son écharpe comme pour mieux respirer, pose son sac par terre et les papiers sur le bureau comme pour se libérer des charges extérieures.*

- *Je vais bouger car j'ai peur des piqures : je pose simplement une hydratation, je nettoie la peau avec un produit qui peut vous sembler frais et vous resterez immobile car votre position que nous aurons choisie ensemble sera confortable.*
- *J'ai vu sur internet que j'aurais une grande cicatrice et que cela va faire mal : pensez -vous que toutes les informations d'internet vous correspondent et soient une information adaptée. Nous connaissons votre dossier et nous vous proposons un traitement pour vous. La cicatrice disparaît très vite grâce à la cicatrisation de cette partie du corps, quelle que soit sa longueur et nous allons vous aider par des médicaments et aussi vous installer dans une position confortable.*
- *J'ai eu très froid la dernière fois dans la salle d'opération et dans la salle de réveil. Dès votre arrivée, nous ne vous découvrirons pas et poserons sur vous un air chaud qui vous rappellera une plage du midi de la France et nous ferons de même après votre intervention……*

Tout cela parait simple, même simpliste, enfantin ou bien autres expressions négatives que l'on peut entendre ! Mais combien de fois nos mots « dérapent ». Les mots douleurs, piqures, peur (n'ayez pas peur) apparaissent et sont ressentis comme des alertes, des crispations et du danger par les patients. Le rappel constant d'une recherche d'une position confortable ou la moins inconfortable est important : dans la position dans laquelle vous vous situez actuellement, peut- on améliorer quelque chose ? En effet on observe que l'inconfort et le déséquilibre corporel accentuent l'anxiété, l'agitation et la douleur du patient.

La communication non verbale : c'est l'attitude, le positionnement du face à face et de la rencontre. Savoir prendre le temps d'observer le patient. Comment le patient s'assoit, s'installe, positionne son corps, son regard et ses mains. La position du praticien appartient aussi à cette communication non verbale comme l'accueil, la poignée de main, l'aspect du visage, la gestuelle ou même le contact physique : S'assoir au même niveau que le patient dans ce que l'on nomme la « position base » est un signe d'écoute comme la distance physique qui sépare les interlocuteurs. Eviter de positionner l'écran de l'ordinateur entre le patient et le praticien afin de libérer l'espace, l'observation, l'écoute et le regard. L'écran mal placé peut être ressenti comme un « bouclier », une protection, un obstacle à la communication, à l'observation et à l'écoute. La tenue vestimentaire est aussi un élément de respect de son interlocuteur. Sans mettre des tenues de « gala » ou de cérémonie, il est bon de respecter, d'accueillir le patient, avec une bonne tenue correcte. Tous ces éléments sont observés par le patient. L'empathie, l'accueil et le positionnement traduisent une attention et un respect envers le patient. N'oublions pas que ce dernier est en position instable, inquiet et stressé.

La communication paraverbale : c'est l'intonation et le rythme des mots, le souffle respiratoire et le silence. On touche ici à la manière de s'exprimer. La communication paraverbale s'harmonise et renforce celle du corps. Elle s'associe avec le choix des mots. On oublie ou l'on craint quelquefois le silence, qui permet à chacun de respirer, qui ouvre peut être la porte du relâchement, de la liberté et celle de « ne rien faire » dont on reparlera longuement.

Le dialogue soignant soigné nécessite une cohérence entre chaque composante de la communication. En effet il n'est pas envisageable de parler fort, rapidement, avec des mots non compris, de ne pas écouter le patient, de ne pas répondre à ses questionnements, de se cacher derrière un écran d'ordinateur, de répondre sans arrêt au téléphone, de faire signer les papiers de consentement debout avec la main sur la poignée de porte et d'espérer lier le contrat de confiance avec le patient de manière sereine, franche et loyale. Ces trois composantes de la communication thérapeutique s'unissent pour accompagner le patient dans son parcours de soin et pour ouvrir la porte à une prise en charge hypnotique. En effet les éléments de la communication thérapeutique appartiennent aussi « aux moyens d'entrer en hypnose » que le praticien utilise. Elles en sont le support. Cette communication nécessite une formation et comme nous l'avons vu une attention particulière du praticien face au patient. Après le temps passé dans la phase d'apprentissage tout sera naturel, spontané et normal. Ce changement de communication engendre bien évidemment un changement profond chez le soignant dans son approche clinique et dans la manière d'expliquer, d'informer et de se positionner. Pour exemple, on observe bien souvent qu'une certaine gêne s'installe chez le praticien dans les échanges administratifs, les recommandations et les consentements à faire signer. La communication thérapeutique vient lever cet embarras. Ces échanges s'intègrent alors dans la relation, dans le contrat de confiance et dans l'alliance. Les documents seront mieux expliqués, compris et acceptés et ne viendront pas s'interposer comme un bouclier, une protection entre le patient et le praticien levant ainsi une éventuelle suspicion.

La nécessaire communication thérapeutique prend pleinement sa place dans une médecine technique et rapide. Elle ne ralentit pas le « mettre en commun », au contraire, elle le rend plus fluide et plus direct. Elle ouvre la porte « d'un autre dialogue » et celle des « moyens d'entrer en hypnose ».

LES MOYENS D'ENTRER EN HYPNOSE

Nous ne reviendrons pas sur toutes les situations quotidiennes qui conduisent à la modification de la conscience ordinaire. La journée est une alternance perpétuelle de ces états de modifications. Nous resterons dans le cadre de notre activité.

Les moyens d'entrer en hypnose représentent le premier étage de l'entrée dans « l'hypnose induite » : les mots de passe. Ces moyens permettent le passage d'une conscience ordinaire, logique, discriminative vers une autre conscience effectivement modifiée. Les afférences sensorielles et donc discriminatives venues de l'extérieur sont en quelques sorte coupées et même interrompues par les suggestions proposées. C'est pour cela que certains auteurs parlent ici de réduction de la conscience réflexive. Ce passage conduit et induit par le praticien repose sur la fixation, l'absorption et se dirige vers la dissociation et la confusion : c'est l'induction hypnotique. Elle s'appuie cliniquement sur la communication thérapeutique (communication hypnotique) et ses trois composantes, verbale, non verbale et paraverbale. En effet dans la pratique, le choix des mots, le positionnement du praticien et du patient comme le ton de la voix et même le silence s'unissent et se fondent dans ce que l'on nomme les moyens d'entrer en hypnose. Cet ensemble ouvre la porte à l'espace hypnotique.

Les moyens de suggestions et de propositions dont dispose le praticien sont multiples et variés. Le praticien s'appuie sur des éléments d'ordre sensoriel (visuel, auditif, kinesthésique, olfactif, gustatif) : Le V.A.K.O.G. (VAKOG), ou d'une nature plus complexe faisant appel aussi à l'imaginaire ou à une transe précédente. Ces éléments sensoriels sont les « canaux sensoriels du patient ». Chaque patient présente une sensorialité différente, une sensibilité émotionnelle différente, qu'il est nécessaire pour le praticien de connaitre et d'identifier dans l'attitude d'observation et d'écoute qu'il adopte.

Pour les uns, ces canaux seront principalement d'ordre visuel et pour les autres, ils seront auditifs ou tactiles. Quoi qu'il en-soit ces moyens d'induction, de suggestion résultent de l'observation, de l'écoute du patient mais aussi de sa liberté. Ce dernier sera libre de choisir son « outil » de fixation qui est le premier élément de la réduction et le socle de l'interruption des afférences sensorielles « ordinaires ». Le praticien propose, accompagne et le patient dispose. La suggestion reste ouverte dans la proposition, dans « le peut-être » : « Préférez-vous cela ou peut-être cela ». Le praticien invite simplement à la fixation, propose un lieu, un souvenir agréable, une attention sur sa respiration, sur une partie de son corps bien positionnée qu'il choisit ou un élément extérieur, les doigts du praticien que ce dernier mobilise, ou un élément de la salle d'opération (plafond, écran, lumières ..), de l'environnement extérieur, de la pièce de consultation, de la chambre d'hospitalisation ou simplement le personnel soignant qu'il présente par son prénom et sa fonction. Dans d'autres circonstances, une simple conversation s'installe entre le patient et le praticien. Les thèmes restent également ouverts, libres. Cette conversation hypnotique dite « hypnose conversationnelle » est un moyen d'entrer en hypnose. Franck Bernard et Hervé Muselec dans la communication dans le soin[19] décrivent l'accueil d'une parturiente en salle de travail et l'installation d'une hypnose conversationnelle qu'ils nomment « de la conscience critique vers la conscience hypnotique » basée sur le VAKO (sans le gustatif). Cette conversation hypnotique, conversationnelle fixe la conscience ordinaire et les afférences sensorielles extérieures se dérobent. La sensorialité intérieure s'ouvre progressivement.

19. *ibid* p 46-48

La conversation se focalise. Puis les suggestions larges se rétrécissent, allant du plus éloigné au plus proche c'est alors que les détails apparaissent.

Les éléments sensoriels sont là : la senteur d'un lilas blanc ou parme dans un jardin, la fraîcheur d'un sous-bois l'été, le bruit des mouettes dans le port de La Rochelle ou cette place de village le jour du marché ou peut être simplement cette pomme sous la neige : pour la parturiente, du monde extérieur à travers la vitre de la salle d'accouchement jusqu'au bruit du cœur de l'enfant que l'on écoute comme une musique ou un chant d'oiseau. Tout devient étroit ou peu distinctif, l'absorption est là. Le plafond ou les éclairages du bloc opératoire deviennent un point lumineux ou une petite étoile scintillante, l'espace du souvenir agréable, de la promenade au bord de la mer s'arrête sur un carré de sable chaud, la pomme sous la neige mélange toutes les saisons. Le flou s'installe. Les odeurs s'associent aux couleurs peut être qu'un chant d'oiseau vient alors tout troubler. La simple évocation d'un mot ouvre la sensorialité des couleurs, des formes, des odeurs et peut être d'un lieu.

C'est le mélange, la confusion sensorielle. J'évoque souvent le lilas. A l'évocation de ce simple mot, l'imaginaire apparaît : le lilas parme ou blanc, le long d'un mur dans un jardin ou dans un vase seul ou avec d'autres feuillages, fleuri ou simplement en boutons et sûrement odorant comme les saveurs du printemps. La voix du praticien accompagne, les mots s'associent aussi à des métaphores, ou comme le rappelle François Roustang[20] dans la fin de la plainte « le thérapeute use par exemple de formules si embrouillées que leur signification vient se perdre ou bien il affirme une chose pour la nier à l'instant qui suit », dans une tonalité monotone et monocorde, peut être chuchotée comme pour mieux suggérer ou bien le silence s'installe, pour la liberté, la dissociation et la confusion.

20. Roustang F. « la fin de la plainte » Odile Jacob 2000 247 p 87

La confusion où tout est là comme un vide, comme un sommeil de la pensée logique, où la raison disparait où la recherche est anéantie, où l'attente a disparu et peut-être qu'il n'y a plus « rien ». Claude Virot[21] dans « hypnose, douleurs aigues et anesthésie » décrit que : « c'est alors une véritable sidération des fonctions réflexives et de l'esprit critique qu'opère la confusion » et plus loin « dans la confusion, le contrôle n'est pas confié, il est retiré. ». Le contrôle, la maitrise et la volonté s'estompent, se gomment et apparaissent la sensorialité, le flottement, la création, le laisser venir et le lâcher prise. Le corps se relâche, s'enfonce, le visage se fige comme absent et sans manifestation avec, quelquefois, quelques mouvements oculaires. Les paupières s'ouvrent et se ferment lourdement, lentement comme un coucher de soleil. La respiration est là sans effort, sans amplitude et silencieuse. L'espace de « perceptude » s'ouvre[22] : c'est l'espace hypnotique, la veille paradoxale, la transe hypnotique, la veille généralisée. En effet, de nombreuses dénominations décrivent cet espace mental qui éclot, d'une autre nature dans lequel la conscience ordinaire réflexive disparait pour faire place à « autre chose » qui n'est ni de l'ordre du sommeil, ni de la magie, ni du délire ni du somnambulisme ou de l'hystérie comme nos anciens pouvaient le croire.

François Roustang rappelle qu'il empreinte ce mot de « perceptude » : néologisme inventé par Jean Louis Lamande dans « l'ombre de la séduction », site internet des états généraux de la psychanalyse.

Peut-être que ces dernières lignes vous semblent étranges. Peut-être que votre sensorialité est venue s'ouvrir à ces mots, qu'un certain flou s'est installé et que vous avez arrêté quelques minutes la lecture, pour vous rendre

21.Virot C. Bernard F. « hypnose, douleurs aigues et anesthésie » Arnette 2011 285 p196-197

22. Roustang F. « il suffit d'un geste » Odile Jacob 2004 178 P133

« ailleurs » : alors votre espace de perceptude s'est entrouvert, vos afférences sensorielles extérieures se sont estompées pour vous rendre dans quelque « chose d'autre ». Pour ma part j'utilise dans ma pratique clinique quotidienne « la feuille blanche[23]» comme outil pour entrer en hypnose.

23. Galy M. « La feuille blanche » Hypnose et Thérapies Brèves Novembre/Décembre/Janvier2015N°35 p86- 91

Chapitre 3

LA FEUILLE BLANCHE

L'approche du « MINI» nous conduit à pratiquer l'anesthésie locorégionale, quand les situations cliniques et chirurgicales nous l'autorisent. Dans ma pratique quotidienne environ 70/100 de l'activité chirurgicale (chirurgie vasculaire) se réalise sous anesthésie partielle. Pour d'autres spécialités cela peut être davantage (orthopédie, maternité). Cette anesthésie partielle conduit à un geste technique. Ce geste peut être rachidien (péridurale ou rachianesthésie) ou n'intéresser qu'un territoire anatomique (bras, avant- bras, jambe, pied, cou, bas ventre....). Ce geste réalisé avec des anesthésiants locaux et guidé par l'échographie, est un geste précis, qui peut néanmoins engendrer un inconfort pour le patient, une inquiétude, une douleur voir une tension exacerbée. Pour améliorer cette situation ressentie comme inconfortable et instable la solution médicamenteuse par un sédatif est possible. Simple, efficace, elle répond et traite bien souvent la situation clinique d'anxiété et d'inconfort du patient mais n'apporte rien dans la relation patient praticien, ni dans le contrat de confiance, ni dans l'alliance soigné soignant et dans la relation humaine. C'est une modification de conscience médicamenteuse, un geste, qui se place comme un « bouclier médicamenteux » de protection, un écran à cette dernière. La solution médicamenteuse n'est pas la seule réponse au patient anxieux, instable, douloureux et inconfortable. Je choisis la relation non médicamenteuse pour positionner le patient, le mettre dans « d'autres dispositions », pour le repositionner, pour améliorer son confort, diminuer sa douleur, son anxiété et placer l'acte technique à l'intérieur du lien thérapeutique : c'est La feuille blanche. Et pour reprendre Patrick Richard [24] dans son entretien avec Jean Marc Benhaiem dans « l'hypnose ou les portes de la guérison » je préfère : « substituer, à la perception initiale de la réalité ordinaire, une nouvelle perception qui est en accord avec une situation virtuelle mentalement simulée. Grâce à cette possibilité de modifications des perceptions de la réalité ordinaire, l'hypnose est une ressource thérapeutique qui permet d'agir sur les symptômes d'origine organique ». Nous sommes bien là dans l'accompagnement non médicamenteux et je rejoins mon collègue Patrick Richard.

GASTON BROSSEAU ET FRANCOIS ROUSTANG

« Ne rien faire » c'est l'invitation de Gaston Brosseau[25], « savoir attendre » nous dit François Roustang[26]. Ces deux auteurs si différents dans leur parcours professionnel et intellectuel et leur personnalité mais si proche dans leur conception de l'hypnose nous ouvrent la porte de la feuille blanche. En effet Gaston Brosseau est Québécois, diplomé en pédagogie et en psychologie de l'université de Sherbrooke, François Roustang a fait des études de philosophie, de théologie et de psychopathologie qui l'ont conduit à la psychanalyse puis à l'hypnose après une rupture avec cette dernière. Loin du « Déparler[27] » (mot du littré : signifie discontinuer de parler, ne pas cesser de parler.

Des gens qui déparlent et qui ne disent rien) que d'autres praticiens utilisent et qui s'appuie sur la saturation de la conscience

24. Richard P. « L'hypnose ou les portes de la guérison » entretien avec Benhaiem J.M. « du virtuel au réel ou l'art de substituer une réalité à une autre ». Odile Jacob 2012 198 p.125

25. Brosseau G. « L'hypnose, une réinitialisation de nos cinq sens » préface de François Roustang InterEditions 2012 327 p22-25

26. Roustang F. « Savoir attendre pour que la vie change » Odile Jacob 2006 233

27. Roustang F. « Il suffit d'un geste » Odile Jacob 2004 178 p23

ordinaire par la parole. Parole continue, rapide et saturante qui crée ainsi, la fixation et la confusion et induit la transe. Cette feuille blanche est « un geste » pour ne rien faire et/ou pour attendre un geste technique que va réaliser un médecin anesthésiste au bloc opératoire. Certains peuvent voir ici une idée saugrenue, bizarre, déroutante ou même inappropriée. Peut-être se trompent-ils ?

Qu'est-ce qu'une feuille blanche ? C'était juste avant le premier mot de ce texte. Au moment où il n'y a rien où tout est possible : réduction, fixation, absorption, imagination et peut-être l'endroit d'une confusion. La feuille où tout s'arrête où tout commence. C'est peut-être l'arrêt, l'impossibilité de commencer, le manque et le vide qui ouvre l'espace de la création, de l'écriture, du dessin, du gribouillage et du mouvement. En même temps devant cette feuille blanche on n'attend rien, on ne pose aucune question, on ne recherche aucune performance et comme le peintre qui décide que ce soir, il produit sa dernière toile, il se remet au travail le lendemain avec une création exacerbée. Il n'attendait rien du lendemain et tout c'est libéré. La feuille blanche, espace de liberté où les éléments arrivent comme ça, sans retenue, sans effort, librement, « comme ça vient » quelques soient les mots, les phrases, les formes, les odeurs et les couleurs que l'on dépose, sans rien attendre et sans rien faire.

LA FEUILLE BLANCHE AU BLOC OPERATOIRE

Comme nous l'avons vu, les gestes techniques d'anesthésie sont des moments désagréables et pénibles pour les patients. Pour répondre à cette situation parmi les moyens d'entrer en hypnose j'utilise donc la « feuille blanche ». J'invite le patient à prendre dans sa main une feuille blanche que je lui présente.

La position du patient dans son lit ou sur la table d'opération n'a aucune importance. Il peut être allongé, à plat dos, sur le ventre, sur le côté ou assis. Je l'invite seulement à trouver la meilleure position, à regarder cette feuille, à la fixer et à « ne rien faire ». Cette invitation est vite comprise par le patient, elle vient le rassurer, comme si il n'attend que cela. Dans une situation peu habituelle pour lui, peu rassurante, « ne rien faire » lui semble la meilleure solution ! Je lui explique aussi que cette feuille est volontairement blanche car il va pouvoir faire ce qu'il veut. « Cette feuille blanche est un espace de liberté ». Il sera libre, sans contrainte, sans performance et sans tension musculaire. Je ne lui demande rien, il ne se demande rien. Cette feuille blanche est pour lui une représentation d'un espace de liberté : la feuille de la liberté : paradoxe du moment et du lieu, en effet, nous offrons au patient un espace de liberté, dans lequel l'invitation est de « ne rien faire », qui ne semble *a priori* non compatible avec la situation et le lieu où il se trouve et dans lequel tout est imposé, étroit, rigide et protocolaire : étrange proposition. J'insiste ici sur la liberté, qui est celle du patient, cette liberté de ne pas choisir, de rien attendre et de laisser venir. Nos suggestions et nos propositions sont seulement des éléments d'accompagnement.

La feuille blanche est un outil pour fixer, pour réduire la conscience ordinaire, couper les afférences sensorielles externes et laisser venir les ressources et la sensorialité du patient. Le ne rien faire de Gaston Brosseau, rejoint l'épochè ou temps de « suspension du jugement » qui consiste à stopper tout jugement concernant la réalité du monde. Michel Bitbol[28] souligne et va dans ce sens, dans la conscience a-t-elle une origine : *« la réduction est là, mais inacceptable parce que pour en recueillir le fruit il faut défaire tout ce qu'on nous a appris à faire, et tout ce dont semble dépendre notre sécurité intérieure*

28. Bitbol M. « La conscience a-t-elle une origine ? Des neurosciences à la pleine conscience : une nouvelle approche de l'esprit » Flammarion 2014 746 p162

dans un environnement social qui prend ce faire comme valeur. Seule, une nouvelle fois, la perte accidentelle de cette sécurité peut donner le sentiment qu'il n'y a plus rien à perdre à larguer les amarres du reconnaissable et à se laisser flotter dans l'étrangeté de l'infiniment proche ». J'associe sur cet élément de fixation, les suggestions que l'on retrouve chez François Roustang et Gaston Brosseau et celles qui reposent sur les éléments sensoriels. Le patient s'autorise le « ne rien faire », ne chercher aucune performance, aucune tension musculaire nous dit Gaston Brosseau et François Roustang va plus loin et invite à ne pas réfléchir, penser et en même temps il s'autorise à regarder et poser sur la feuille blanche : un souvenir agréable, un dessin, un gribouillage, retrouver une odeur de rose ou de lilas, celle d'un bon repas, poser une note de musique ou un chant d'oiseau ou simplement imaginer un foulard de soie posé sur une chaise ou peut être rien . Tout est là dans l'espace de la feuille blanche, sans jugement et sans aucune interprétation : la fixation, l'absorption, la sensorialité émergente, la non performance, la confusion. L'espace se rétrécit et se focalise. Le mélange de cette sensorialité ouvre le flottement et le relâchement musculaire. L'imagination sensorielle prend la place du rationnel. Il n'y a plus de contrôle, « il est retiré » pour reprendre Claude Virot.

Le visage se fixe, la respiration est là sans effort, les paupières se ferment ou restent ouvertes sur l'espace qui pour nous est blanc mais peut-être pas pour le patient . L'espace hypnotique s'ouvre : la « Perceptude » est là. Le silence accompagne aussi ces moments comme pour mieux laisser les choses s'installer et pour se laisser flotter dans l'infiniment proche. Ne rien dire et ne rien faire : pour laisser l'espace ouvert.

D'autres praticiens peuvent utiliser cette technique de fixation. Je pense aux chirurgiens-dentistes, aux neurologues, aux gynécologues et d'autres pour tous leurs gestes techniques quelques fois désagréables.

LA FEUILLE BLANCHE COMME METAPHORE

Mais la feuille blanche n'était-elle pas aussi un espace de métaphore ou un espace de substitution, de comparaison ou de symbole, si l'on se rapproche de la définition ? En d'autres termes que se passe-t-il avant et après cette page blanche ? Fixer cet espace vierge invite-t-il aussi à ne rien connaître, à s'abstraire du « avant » et « après » ? Et enfin pour substituer cette page blanche à une situation clinique que l'on observe bien souvent chez le patient en état de déséquilibre comme nous l'avons décrit précédemment, on peut dire : ne pas rabâcher, ruminer et ne pas anticiper. En effet ces deux facteurs (avant = rabâcher-ruminer, après = anticiper) participent aux facteurs d'anxiété, d'amplification de l'inconfort et de la douleur. Christophe André[29] consacre même un petit chapitre sur le thème « ne pas ruminer » dans son livre *Sérénité*. Lutter contre ces facteurs préserve le rétablissement précoce et diminue l'agression thérapeutique qui est ressentie par le patient. En effet bien souvent le patient est préoccupé, comme envahi par certaines questions. C'est le « pourquoi » docteur ? Pourquoi je suis comme cela ? Question sans réponse satisfaisante aux oreilles du patient ou incomplètement perçue et l'on rejoint là les différents états hypnotiques que nous avons décrits. De l'autre côté c'est l'anticipation : « Docteur je ne vais pas m'en sortir, je vais avoir atrocement mal ». Ces attitudes sont aussi sources de blocage et réduisent l'espace thérapeutique. La métaphore de la feuille blanche me semble intéressante dans la mesure où elle visualise aussi l'Epoché (la réduction) : le rien avant ou peut être quelque chose que l'on ne connaît pas et rien après ou quelque chose de différent, la suspension du jugement.

« Mais docteur ce que vous me proposez c'est le paradis » me rapportait un patient alors qu'il était opéré sous locorégionale au niveau des artères des jambes.

29. André C. « Sérénité 25 histoires d'équilibre intérieur »Odile Jacob 2012 157 p31-34

« Prenez- le » je lui réponds. Le paradis pour lui représentait sûrement un espace dans lequel il était libéré de son « rabâchage » et de son « anticipation ». Espace de liberté et de sensorialité dans lequel il n'y avait aucune contrainte et dans lequel il avait trouvé probablement une bonne position. La feuille blanche comme objet de métaphore est aussi utilisée comme élément de préparation à l'analgésie préventive et d'apprentissage par l'auto hypnose, nous y reviendrons.

Profiter de l'expérience pour être libre, pour ne se poser aucune question (rien avant, rien après), n'avoir aucune volonté de performance, aucune démonstration, laisser suspendre le jugement, ne réaliser aucun effort musculaire, ne rien rechercher, ne pas penser, laisser le flottement s'installer et en même temps laisser venir la sensorialité, les odeurs, les couleurs, les formes, les sons, le silence, l'imaginaire, la transe hypnotique, la veille paradoxale, la perceptude où tout est là en même temps.

Et puis la feuille blanche on la laisse glisser, tomber, s'envoler comme un « lâcher prise ». En effet certains patients, étendent le bras, ouvrent les doigts et laissent tomber la feuille. L'espace est ouvert, la perceptude, la transe sont là : au centre, un point, une note de musique, un flou. Personne ne sait, « partout à la fois » comme le rapporte François Roustang dans « il suffit d'un geste ».L' espace de relâchement musculaire, de suspension, d'ouverture et de mouvement. Cela ne regarde pas le praticien. L'expérience c'est pour le patient. Ne rien attendre pour le praticien comme pour le patient. Chacun est là, à sa place.

La phase de réassociation accompagne la fin du geste chirurgical ou du geste technique selon les circonstances cliniques. Elle peut être courte ou plus longue en fonction de la profondeur de la transe. La parole reprend, sans effort, à son rythme on demande au patient de reprendre la perception du monde extérieur, de réassocier son environnement, du plus près au plus lointain. Ouvrir les yeux, discriminer une voix, regarder le personnel soignant, faire quelques mouvements, reprendre la parole. Cette étape est importante pour ne pas laisser le patient en conscience dissociée.

Cette technique de fixation comme outil pour entrer en hypnose est simple. Elle peut être utilisée par de nombreux praticiens pour les gestes techniques, elle n'est pas une exclusivité de la pratique de l'anesthésiste. Je pense par exemple pour les chirurgiens-dentistes, les gynécologues et les neurologues

Chapitre 4

L'HYPNOSE OU DES HYPNOSES ?

Cette interrogation ouvre le débat que l'on rencontre souvent dans les congrès. Le champ d'application de l'hypnose n'est pas uniforme : les manières de faire de l'hypnose, d'utiliser les moyens d'entrer en hypnose sont variées et les réponses hypnotiques des patients diffèrent. Certains sont très hypnotisables, d'autres le sont moins. Marie Elisabeth Faymonville parle des « champions de l'hypnose », et pour ceux qui sont moins hypnotisable que faites-vous, me demande un étudiant. Je peux répondre « rien », c'est une boutade que Gaston Brosseau et François Roustang me pardonnent. Je réponds simplement « que chaque patient bénéficie toujours d'un accompagnement et d'une relation humaine. Que pratiquer la communication thérapeutique ou mettre en place les moyens d'entrer en l'hypnose c'est se repositionner face a lui, c'est aussi ne pas attendre une réponse spécifique qui entrave la liberté, c'est aussi n'exercer aucune pression envers le patient qui conduit toujours à l'échec, pour le patient, pour le praticien et pour la mise en commun». La transe hypnotique n'est pas linéaire. Il y a alternance de transe profonde et légère. La reproductibilité de l'expérience hypnotique n'existe pas, même si l'on fait appel quelquefois à une transe précédente, ce qui rend les publications scientifiques (les séries de patients, double aveugle) difficiles. Le praticien adapte l'hypnose aussi en fonction de sa formation, sa personnalité, sa sensorialité, ses connaissances, ses lectures et ses influences. Claude Virot psychiatre rennais dans sa remarquable conférence inaugurale du congrès « hypnose et douleurs » à La Rochelle en Mai 2014 parle du « style » du praticien.

Le style de François Roustang n'est pas celui de Gaston Brosseau même si ils se rejoignent.

Je me souviens d'une patiente à qui je demandais le lendemain de l'intervention réalisée sous anesthésie rachidienne : « Comment cela s'est passé au bloc ? Votre truc ça n'a pas marché, mais c'est quand même bien ».Si on essaie d'analyser sa réponse : la question est simple, ouverte et non ciblée (je ne parle pas ni de feuille blanche, ni d'hypnose). Mon truc c'est la page blanche. Ça n'a pas marché : elle en attendait (ou peut être moi ?) trop ou autre chose mais quoi dans son anticipation ? Mais c'est quand même bien : elle a trouvé ici une relation humaine, un rapprochement ou peut être quelque chose d'une autre nature qu'elle ne connaissait pas, l'expérience hypnotique ? Enfin, je remarque qu'elle ne me parle de rien d'autre : ni de froid, ni de douleur, ni d'inconfort, ni d'intervention longue : elle me parle que de mon truc ! Revenons sur le champ d'application de la pratique de l'hypnose en anesthésie. Comme je l'ai dit dès le début de ce propos, je suis anesthésiste et c'est dans le cadre de ma spécialité que j'utilise l'hypnose, je ne m'aventure pas à traiter certaines phobies, des troubles alimentaires, sexuelles ou des addictions. Reste le champ du traitement des douleurs chroniques qui peut être proche de la sphère thérapeutique des anesthésistes qui ont vocation à s'occuper de la douleur aiguë. Néanmoins la clinique et le retentissement de ces deux mécanismes douloureux ne sont pas les mêmes. Actuellement les douleurs chroniques (celles qui durent depuis plus de six mois) peuvent bénéficier d'une prise en charge multidisciplinaire dans le cadre d'une consultation dédiée que l'on appelle souvent « consultation de la douleur ».

Les premières consultations ouvertes datent des années 75-80, et se sont développées par la suite grâce au « plan douleur » initié par Bernard Kouchner alors Secrétaire d'Etat à la Santé en 1998.

Dans ces structures multidisciplinaires (neurologue, rhumatologue, psychiatre, psychologue, kinésithérapeute voire des chirurgiens souvent des neuro chirurgiens) on retrouve aussi des anesthésistes et des hypnothérapeutes qui s'intéressent particulièrement à l'accompagnement thérapeutique de ces patients par l'hypnose. En effet depuis quelques années ces consultations permettent par exemple, des adaptations médicamenteuses, la mise en place de systèmes de neurostimulation localisés, voire des interventions chirurgicales ciblées et elles programment aussi de la kinésithérapique adaptée grâce à une approche multidisciplinaire du patient. Dans ce cadre, l'hypnose trouve sa place au sein de cet arsenal thérapeutique. Eric Bonvin[30] psychiatre Suisse, consacre un article à la place de l'hypnose dans le traitement des douleurs chroniques dans le livre « l'hypnose aujourd'hui » dirigé par Jean Marc Benhaiem. Il nomme cet article : « Hypnose et douleur chronique, que peut l'hypnose au cœur de la tâche aveugle de la médecine ? ». Il conclut cet article par : « L'art de l'usage de l'hypnose dans cette situation clinique particulière consiste en effet à amorcer un véritable dialogue perceptif dans lequel chaque partenaire se prête aux modifications induites par les influences mutuelles permettant à la personne souffrante de partager sa douleur dans une relation humaine. L'évolution de cette relation ponctuée d'instants de transe hypnotique pourra être appréciée par l'acquisition des aptitudes du patient à retrouver la souplesse et sa dynamique perceptive (autohypnose) ainsi que par le soulagement exprimé dans son contexte socio-familial ». On observe encore ici que les fondements de l'hypnose s'appuient sur la relation et le dialogue humain, qui sont les bases incontournables de la prise en charge hypnotique quelque soit son champ d'application (médecine péri opératoire ou douleurs chroniques).

30. Boivin E. « Hypnose et douleur chronique : que peut l'hypnose au cœur de la tâche aveugle de la médecine » L'hypnose aujourd'hui dirigé par Benhaiem J.M. 289 p 23

Dans le champ d'application de la médecine opératoire, là aussi les pratiques divergent, en fonction des situations cliniques, des formations, des influences, des rencontres, de la créativité personnelle et aussi et surtout du patient et de ses canaux de sensorialité. Certains utilisent plus volontiers « l'hypnose conversationnelle » comme éléments de fixation et d'absorption. D'autres accompagnent le patient vers un souvenir agréable, un souvenir d'enfance, une promenade au bord de l'eau ou le carrefour d'une grande ville. D'autres encore préfère utiliser les métaphores en rapport avec la situation clinique du moment: exemple la colonoscopie se substitue alors à une promenade en barque avec ses moments d'instabilité et ces moments de grands calmes. Dans une autre circonstance le ventre qui se gonfle se confond aux ballons que l'on gonfle dans l'enfance et qui s'envolent « tellement, ils sont légers ».

La feuille blanche est aussi utilisée pour d'autres gestes que l'anesthésie locorégionale : pour mettre une perfusion, un drain thoracique, un cathéter, une chambre de chimiothérapie ou même induire (commencer) une anesthésie générale. Dans ma pratique, l'accompagnement d'une chirurgie longue et lourde, ouverte (carotide) ou par voie percutanée (aorte, pontage endovasculaire) passe quelque fois par un long voyage, entre un aéroport où commence ce dernier et il se poursuit sur une plage, une place de village, la terrasse d'un café, dans un carrefour d'une grande ville, la visite d'une exposition de peinture ou dans un marché exotique, qu'importe !! Néanmoins le patient est libre. Je me souviens d'un patient qui m'a rapporté un voyage à Venise. A aucun moment je n'avais évoqué cette destination !!!

Certains patients ne se sentent bien qu'en ville, au milieu du béton avec de la circulation, des voitures, des bruits de moto nous soulignait François Roustang dans une récente conférence à Saint Joseph. Inutile de leurs proposer une ballade à la campagne ou un bord de plage, méfions-nous des clichés !!

Les métaphores sont là aussi pour apporter au patient un changement. Elles aident au positionnement. Pour nous, elles viennent comme éléments de « non rabachage » et de « non anticipation ». Nous l'avons vu pour la feuille blanche. J'ai proposé au congrès de La Rochelle sur « hypnose et douleur » en mai 2014, une bande sonore rapportant la métaphore de l'aéroport, d'une place de village ou de ville. En effet, je suis toujours frappé à l'observation de ces lieux. Lieu de mouvement, mais aussi lieu d'observation, d'imaginaire où chacun se croise, éventuellement se parle, se regarde sans se connaitre, sans savoir d'où il vient, ni sa destination, ni ses raisons ou ses motivations d'être là. Je suis aussi interloqué par l'observation des panneaux d'affichage et la vitesse avec laquelle les changements de destination changent d'une ligne à l'autre. San Francisco se transforme en Tunis et Melbourne en Tokyo le temps d'un regard. Tout se mélange à grande vitesse comme si cette ligne pouvait représenter toutes les destinations à la fois et peut être aucune. De même pour les places de village les jours de marché qui sont pleines de monde. L'observation de l'ensemble, si on s'installe confortablement à la terrasse d'un café, est riche. L'esprit se fixe sur une personne voir un groupe, on ne connait rien d'eux. On se sait d'où ils viennent et dans quelle direction ils se dirigent : que vont-ils acheter, pourquoi ? Aucune réponse, on ne sait rien d'avant, rien d'après. Seule notre imagination est là, celle de ce moment d'observation et de fixation sans rechercher la moindre démonstration ni la moindre performance. Notre sensorialité s'ouvre dans ces observations. Ces métaphores, pour moi, donnent les outils hypnotiques pour lutter contre les facteurs favorisant l'anxiété et la douleur. Etre là dans un instant de fixation, d'absorption voir de confusion sans rien avant ni après. Les suggestions métaphoriques, le praticien vient les chercher dans l'espace de ses lectures, de son imagination et de son observation. Son observation du monde, de l'environnement lui ouvrira les portes de sa création et de son imagination métaphorique qui seront alors pour lui un outil d'accompagnement.

Dans les interventions longues ou pour d'autres gestes chirurgicaux (ouverts) ou d'explorations (colonoscopie, fibroscopie, endoéchographie digestive ou cardiaque) on peut être amené à associer quelques antalgiques à très faible dose. Elles viennent potentialiser l'effet antalgique de l'hypnose et n'entraînent pas d'effets secondaires On parle alors hypnoanalgésie.

On évitera les sédatifs (benzodiazépines) qui viennent au niveau cérébral modifier la conscience ordinaire et donc l'induction hypnotique et la transe.

Certaines difficultés (chirurgicales ou liées au patient comme l'agitation) peuvent apparaître au cours d'une procédure chirurgicale même si l'évaluation a permis de limiter les improvisations et les échecs. Il faut savoir que le recours à une sédation et/ou à une analgésie plus importante est possible allant jusqu'à anesthésie générale. Le patient le sait, il en est informé au moment de la consultation d'anesthésie.

L'auto hypnose c'est l'outil qu'utilise le patient. Comme chaque outil, il demande un temps d'apprentissage et un mode d'emploi. Souvent il bénéficie de cet apprentissage lors d'une consultation ou d'une précédente séance. Pour moi la feuille blanche est un excellent outil d'apprentissage de l'auto hypnose.

A la manière de Gaston Brosseau j'utilise cet exercice au moment de la consultation. J'invite le patient, comme au bloc, à fixer la feuille et à ne rien faire. Les suggestions sont du même ordre que celle du bloc opératoire. Je l'invite à pratiquer cette induction chez lui, confortablement installé, dans l'endroit qu'il aura choisi et quand il en sentira le besoin. Cette auto hypnose évoque un rendez-vous avec soi-même. Il l'utilisera quand l'anxiété viendra, quand il sentira qu'il a besoin d'un moment à lui, d'un rendez-vous sans performance et sans que personne ne lui demande quoi que se soit. Dans d'autres moments c'est la veille avec la visite pré anesthésie que j'invite le patient à ce que j'ai nommé par ailleurs « le petit entrainement » : bien s'installer, rechercher la meilleure position et les bons appuis.

Cette position si bien décrite par François Roustang dans il suffit d'un geste[31]. Ce fauteuil qui enveloppe. Les thèmes concernant des moyens d'entrer en hypnose peuvent être définis là : *« Qu'aimeriez-vous faire si vous n'étiez pas là ?».* C'est la question que je pose souvent. Nous fixons alors ensemble ce désir dans une conversation de type hypnose conversationnelle. Je lui propose de refaire cet exercice après le programme télé, quand il aura fini de lire ou quand il en sentira le désir dans la soirée. Deux exemples simples de moment d'auto hypnose qui permettent au patient de se mettre « dans d'autres dispositions ». Il prend alors contact avec l'outil hypnotique.

Une interrogation se pose : la pratique de l'anesthésie, peu ou non médicamenteuse, qui utilise les moyens d'entrer en hypnose, aboutit à pratiquer l'hypnose comme les hypnothérapeutes ? ces derniers utilisent l'espace hypnotique induit, la perceptude de François Roustang à des fins thérapeutiques pour engendrer le changement et provoquer le mouvement par le transfert des perceptions ordinaires vers d'autres perceptions. Ces modifications sensorielles conduites dans l'espace hypnotique ouvrent « les portes de la guérison ». Ces hypnothérapeutes ont la possibilité de prévoir plusieurs rencontres pour conduire ce changement. En pratique anesthésique la problématique est différente. L'hypnopraticien, et non hypnothérapeute, ne recherche pas un acte thérapeutique de changement et de guérison mais simplement une modification, une interruption des afférences senso-

31. Roustang F. Il suffit d'un geste Odile Jacob 2004 178 p.25-48

rielles (dont la douleur aigüe) pour un acte ciblé et spécifique. Il n'utilise pas l'espace hypnotique comme lieu de changement d'une problématique personnelle comme nous l'avons évoqué précédemment. Son action hypnotique est d'une autre nature, car l'acte de guérison est ailleurs. En effet l'acte de guérison est dans l'acte chirurgical et non dans l'action hypnotique. Dans ces deux champs d'application de l'hypnose, la modification des perceptions est commune mais l'utilisation du champ hypnotique est différente. Et reprenons François Roustang dans *Feuilles oubliées, feuilles retrouvées* : *« ce n'est que là toutefois que le premier temps de l'hypnose, celui qui nous rend étranger au premier type de rapport au monde ».*

A la question du départ je réponds simplement des hypnoses. La prise en charge hypnotique du patient ou son apprentissage à l'auto hypnose répond à des situations cliniques spécifiques quelques fois complexes et nécessite une adaptation constante. La place du protocole et du standard est réduite. Les patients et les praticiens sont aussi différents et les influences mutuelles pour reprendre Eric Boivin nécessitent le « sur mesure » et non « le prêt à porter ».

Chapitre 5

COMMENT ORGANISER L'HYPNOSE

Une question un peu technique se pose et provoque discussions entre nous, mais concerne aussi l'information au patient : faut-il dans le cadre d'une prise en charge anesthésique peu ou non médicamenteuse (hypnotique), une consultation dédiée, fléchée et identifiée comme consultation d'hypnoanalgésie ? La réponse est franchement oui pour certains d'entre nous. Pour ma part je reste plus sceptique sur son utilité et son bénéfice. L'anesthésie peu ou non médicamenteuse élargit le socle des techniques d'anesthésie modernes. Tous les anesthésistes sont d'accord à l'heure actuelle pour penser cela, même si certains n'ont aucune empathie pour cette approche. Tous ne sont pas formés (loin de là) et ne le seront malheureusement pas les mêmes que précédemment !!). Néanmoins chaque membre de l'équipe connaît les indications et les pratiques au sein de son établissement et doit être capable simplement d'informer le patient. Cette situation est la même pour ceux qui ne connaissent pas les techniques d'anesthésie locorégionales (c'est plus rare surtout dans les jeunes générations). Peut-on informer sans connaître parfaitement une technique ? Je le pense dans la mesure où cette explication généraliste peut s'associer à un document écrit et qu'au moment de la visite pré anesthésique (obligatoire dans le texte du décret de 1994) la veille ou le matin pour la chirurgie ambulatoire ou à J.0 (arrivée le matin), le médecin anesthésiste qui pratique l'hypnoanalgésie viendra rendre visite au patient et aura la possibilité d'une explication plus approfondie si nécessaire. Toute cette organisation résulte d'une volonté politique au sein des structures hospitalières et des services d'anesthésie. Nous y reviendrons. Je ne pense toujours pas que l'anesthésie peu ou médicamenteuse mérite à l'heure actuelle une consultation ciblée. Cette approche anesthésique, cette communication thérapeutique doit être simple, légère et non entourée de mystère, d'un surplus de protocole inutile ou de consentement spécifique à faire signer qui peuvent de manière paradoxale amplifier l'anxiété et créer une crispation. Reste la problématique de la volonté du patient. Il est classique de dire que le patient doit être volontaire. Cette participation active, volontaire, facilite bien évidemment le processus hypnotique. Mais que veut dire volontaire dans le cadre de l'anesthésie ? Existe-t-il des volontaires pour la communication thérapeutique ou pour l'hypnose conversationnelle au bloc opératoire? Et qui alors doit proposer une prise en charge hypnotique ? Le chirurgien en début de chaîne thérapeutique ? L'anesthésiste au moment de la consultation ? Le patient qui sait que cela existe, ou qui connaît l'hypnose et veut en bénéficier ? Je pense que tout est possible. Il n'y a pas de règle. Chaque équipe s'organise comme elle veut. Je pense aussi que bien souvent on recherche trop de méthodologies organisationnelles qui alourdissent la prise en charge, la rendent difficile d'application et en réduisent les indications et les possibilités d'applications. S'ajoute que le principe de précaution appliqué trop rigoureusement, sans discrimination bloque l'initiative clinique et les avancées.

Reprenons quelques exemples. La pratique de la communication thérapeutique comme nous l'avons présenté mérite-t-elle d'être expliquée au patient ? La réponse est clairement non. L'installation spontanée d'une hypnose conversationnelle au bloc opératoire entre le patient, l'infirmier ou le praticien formé, au moment de la pose d'une perfusion ou de l'induction de l'anesthésie générale, mérite-elle une information particulière, une consultation dédiée et une précaution thérapeutique encadrée ? La réponse est non. Tous les jours dans les blocs opératoires, des médecins ou des infirmières aide anesthésistes formés, utilisent ces outils spontanément, naturellement pendant les actes de préparation à l'anesthésie, sans avertir le patient, sans l'informer que cette conversation est un « moyen d'entrer en hypnose ». L'invitation de la feuille blanche dans la réalisation d'une anesthésie loco régionale nécessite-elle encore une fois un parcours de soin ciblé ? La réponse est non. La réalisation chirurgicale d'une hernie, d'une opération de la thyroïde ou même de la carotide sous anesthésie loco régionale accompagné d'une anesthésie peu ou non médicamenteuse doit- elle bénéficier d'une prise en charge particulière, ciblée (hypnoanalgésie) dès la consultation d'anesthésie au lieu d'une consultation généraliste. Je ne le crois pas. De même, la réalisation d'une colonoscopie peut aussi bénéficier très souvent d'une anesthésie peu ou non médicamenteuse simple dont l'explication se fera dans une consultation d'anesthésie standard. Il suffit seulement pour cet acte particulier de bien définir les patients dans un cadre multidisciplinaire (gastroentérologue et anesthésiste). En effet, le patient qui n'a pas d'antécédent ou qui a eu précédemment des colonoscopies faciles peut bénéficier d'une anesthésie peu ou non médicamenteuse (et non d'une anesthésie générale systématique comme on le voit quotidiennement) de procédure plus légère et de coûts réduits (retour à domicile seul, reprise rapide des activités professionnelles). En résumé, je pense que la prise en charge hypnotique d'un patient doit suivre la procédure normale c'est-à-dire celle des autres formes d'anesthésies qu'elles soient générales ou loco-régionales. L'information donnée au patient doit s'intégrer aux autres informations et aux autres possibilités de prise en charge. En effet, les explications que reçoit le patient restent, malgré tous les efforts du praticien, une information généraliste. Le médecin anesthésiste au moment de la consultation ne montre ni les ampoules de médicaments nécessaires, ni les différentes types de sonde, ni l'échographe, ni le matériel de ponction ou de sondage ! Je pousse peut être un peu la discussion. Mais cela me semble nécessaire. Je pense qu'il n'y a pas obligation à placer la prise en charge hypnotique dans un carcan organisationnel. Il faut seulement la laisser vivre dans le cadre des procédures « officielles » habituelles et règlementées, qui sont suffisamment lourdes, et dans celui des organisations établies par les structures hospitalières et par les équipes soignantes. C'est de cette manière que l'on pourra séduire les plus sceptiques d'entre nous (anesthésistes, chirurgiens et autres spécialités) et qu'une stratégie médicale « MINI » multidisciplinaire, réduisant l'agression médicamenteuse et thérapeutique pourra se développer. Cette vision bouscule quelques idées actuelles. Mais je pense très sincèrement que l'hypnose anesthésique pour l'hypnose n'a pas d'avenir. Elle doit s'intégrer simplement, tout en respectant ces règles, dans des circuits et des projets multidisciplinaires sans faire l'objet d'une distinction particulière.

Sur le thème de l'organisation générale de l'hypnose et ses conséquences, j'ai beaucoup échangé au congrès de La Rochelle. J'ai constaté que les organisations étaient diverses mais que le dénominateur commun des équipes, c'est la recherche de la simplicité et des circuits de soins courts. Dans le cadre de ma présentation sur la place de l'hypnose dans le « MINI » j'ai rencontré une équipe de Vesoul (référence pour toute la Région Franche Comté) qui réorganise l'accueil et les circuits internes au bloc opératoire dans le but de préserver la relation patient praticien et de répondre en même temps à l'obligation d'une prise en charge rapide et sécurisée. En effet, cette discussion est largement ouverte aujourd'hui et certaines équipes réfléchissent aux conditions d'accueil au bloc opératoire. En particulier dans la zone commune d'attente avant que le patient ne retrouve la salle d'opération. Cette zone dit de « dispatching » est souvent bruyante, froide et impersonnelle. Les patients sont isolés, anxieux, même si certains ont reçu une prémédication sédative. Devant ce constat, des équipes formées à la communication thérapeutique modifient ce « territoire » du bloc opératoire par une nouvelle architecture, un meilleur éclairage et des conditions d'intimité et d'accueil attentives. Il convient de penser cette zone comme une véritable salle d'attente de consultation. Sans être une zone luxueuse il convient d'être préoccupé de chaque étape du circuit du patient, afin qu'il ne perçoive, ni un abandon, ni un isolement ni un inconfort.

Chaque praticien et chaque équipe, en fonction du patient a l'objectif de l'accompagner dans son parcours de soin pour qu'il bénéficie d'une relation thérapeutique personnalisée, efficace et humaine. On constate également que le changement de dialogue ouvre d'autres portes dans la prise en charge thérapeutique du patient et retentit aussi sur les circuits organisationnels et architecturaux des structures de soins. Le bénéfice en sera d'autant meilleur que les circuits seront courts et simples. Il en est de même pour la consultation d'anesthésie.

La question du départ « pourquoi l'hypnose » a-t-elle trouvé une ou des réponses ? Peut-être pas entièrement. Pourquoi du bloc opératoire à la vie quotidienne ? Le bloc opératoire nous venons de nous en expliquer. Mais de quelle vie quotidienne parle-t-on ? La vie quotidienne professionnelle ou privée : les deux probablement. C'est de cela dont nous allons parler.

Chapitre 6

L'HYPNOSE DANS LA VIE PROFESSIONNELLE

Le développement de l'informatisation dans nos structures hospitalières et les restructurations (regroupement, fusion de service) cspnt concomitantes de la renaissance de la pratique de l'hypnose et de ses composantes (communication thérapeutique, moyens d'entrer en hypnose). En même temps les procédures chirurgicales se sont réduites permettant une médecine rapide et technique. S'ajoutent de nombreuses procédures, recommandations et avis d'experts qu'il nous faut respecter et appliquer à chaque étape de nos pratiques. Je pense que ces mouvements simultanés ne sont pas le fruit du hasard. L'ensemble des soignants perçoivent un changement profond dans la nature même de leur métier. Nous l'avons déjà souligné au début de notre propos. La place de l'informatique dans le monde hospitalier a changé la communication entre les professionnels mais aussi entre soignants et soignés. L'écran apparaît comme un bouclier de protection dans le « face à face » thérapeutique et dans l'ensemble des échanges humains à l'intérieur des structures de soin. S'ajoute le regroupement des structures hospitalières qui rend difficile la relation directe entre ses acteurs. En 2012 à Strasbourg devant la Confédération Francophone Hypnose et Thérapies Brèves j'ai fait une communication sur ce thème : *« Communication électronique-communication Hypnotique : que choisir ? »*. Le début du diaporama montre des photos prises à Saint Joseph un jour « normal », dans la salle de soin des infirmières du service de chirurgie vasculaire et pendant la visite des médecins. En dehors des blouses blanches cela fait penser à une salle de marché financier !

Peut-être aussi que le manque de relation directe et de confiance conduit le soignant à intensifier les procédures d'information et leurs traçabilités. Ce manque de relation résulte aussi de la rapidité dans le soin, du manque de temps dans le face à face, mais aussi de la multiplication des intervenants sources de disfonctionnement et d'informations divergentes. Il nous faut réfléchir au « effets secondaires » et aux dérives d'une informatisation médicale intense. Cette informatisation crée dans la société des déséquilibres, il n'y a pas de raison que les structures de soins en soient exclues.

Le choix n'existe peut-être pas, mais l'attention, la discrimination devant les changements méritent discussions. L'informatisation de la vie professionnelle est non négociable et irrévocable. La relation entre soignant et soigné est le socle du contrat thérapeutique et de la relation humaine directe sans écran. Cela non plus n'est pas négociable. Elle représente pour nous praticien le fondement de notre métier et de notre liberté devant le patient. Il nous faut trouver un compromis dans lequel chacun est à sa place : le numérique, le praticien et le patient.

L'informatique est un outil au service du soignant et de l'entreprise hospitalière. Elle autorise des avancées en matière de traçabilité de l'information (prescriptions, résultats de laboratoire), pour le réseau image (télémédecine) et pour résoudre la problématique des archives.

Devant ces modifications, le soignant ne doit pas perdre de vue sa mission de soin et la relation humaine. L'hypnose dans ces différentes composantes est un outil de communication. Elle met le patient au centre de cette relation. Nous n'avons pas besoin d'outil informatique ni de technologie particulière pour appliquer la communication thérapeutique et utiliser les moyens d'entrer en hypnose. Les soignants souhaitent ne pas perdre ce lien au patient. Ils trouvent dans la pratique des techniques hypnotiques une réponse. C'est le cas pour les soignants des étages qui se forment, mais aussi pour ceux qui travaillent dans les blocs opératoires et les plateaux d'explorations interventionnelles. La médecine technique, rapide qui engendre de courtes durées d'hospitalisation ne mérite pas que l'on abandonne le socle de la relation thérapeutique qui est de l'ordre de l'humain. En dehors d'une démarche personnelle on trouve dans cette approche les éléments d'une démarche collective et transversale dans laquelle chaque intervenant, est acteur d'un « autre dialogue ». Certains établissements de soins l'ont compris et organisent des formations pour l'ensemble du personnel soignant. Cette impulsion collective permet de renouveler les pratiques et de mettre en place des projets transversaux. Les pôles hospitaliers, crées par loi Hôpital-Santé-Territoire du 21 Juillet 2009, regroupent plusieurs services qu'ils soient cliniques, médico chirurgicaux ou médico techniques et sont capables de mettre en place facilement de tels projets. Cela permet de sortir de l'isolement dans lequel de nombreux personnels soignants se trouvent actuellement parce que l'initiative individuelle s'estompe au profit de procédures standardisées et informatisées. C'est une façon de lutter contre le syndrome du « Burn out » si fréquemment décrit actuellement[32]. Au niveau des blocs opératoires et des plateaux techniques, on constate que la solidarité des soignants autour d'un projet de ce type augmente la performance[33] tant recherchée par les forces administratives !! Cela est vérifié dans notre expérience de la chirurgie carotidienne et de l'anévrisme aortique traité par endoprothése et par voie per cutanée sous hypnoanalgésie.

32. Maslach C. Leiter M.P. « Burn Out le syndrome d'épuisement professionnel » Les arènes 2011 270
33. Galy M « Comment la performance est-elle améliorée au bloc opératoire : effet paradoxal de la pratique de l'hypnose ? » décision Santé Tribune 09.07.2014

La pratique de l'anesthésie peu ou non médicamenteuse engendre une atmosphère, un calme qui résulte de la proximité relationnelle du patient avec le praticien. Cela entraine l'ensemble des acteurs de la salle d'opération vers une attitude du même ordre dans laquelle chacun est attentif à l'autre, les échanges se font à voix chuchotée, les téléphones sont mis en sourdine et les interventions préparées dans le calme et la sérénité. La préparation cutanée, la position du patient sur la table sont elles aussi réalisées avec attention. En effet, chacun est conscient que cette approche de l'anesthésie n'autorise pas des allées et venues, des agitations inutiles, des échanges et des gestes non contrôlés et bruyants. Cette performance est aussi de l'ordre de la communication thérapeutique dans laquelle on retrouve chacun de ses éléments.

Si l'informatique est un moyen de communication qu'il est bon de contrôler et de laisser à sa place, il en est de même pour la technologie thérapeutique. Chaque spécialité chirurgicale ces dernières années utilise des moyens de hautes performances qui envahissent les salles d'opérations : moyens d'imageries, robotisation, échographie par repérage informatique, laser, anesthésie guidée par ordinateur . Ces moyens autorisent en même temps une approche peu invasive qui diminue l'agression chirurgicale. A cette haute modernité certaines équipes là encore ressentent la nécessité de placer le dialogue soignant soigné au centre. Pour cela la pratique des techniques hypnotiques répond à leurs questionnements. La performance technique s'associe à la performance humaine. Chacun est à sa place et l'acte technique n'envahit pas tout l'espace thérapeutique. La place des approches hypnotiques dans la vie professionnelle est une avancée, au même titre que celles de l'industrie

Elle ouvre la porte de la performance tout en préservant la relation humaine. En 2006 au moment de ma visite à Liège au bloc opératoire auprès de Marie Elisabeth Faymonville j'étais accompagné du Chirurgien avec qui je travaille, nous avions été impressionnés par l'anesthésie peu médicamenteuse (hypnoa-nalgésie), l'aisance chirurgicale sous anesthésie locale et l'ambiance générale de la salle d'opération : la performance. Cette performance n'est pas celle que recherchent les transhumanismes quand ils envisagent l'implantation de « puce dans la tête ». C'est la performance qui résulte de l'association d'une relation humaine, d'un projet collectif, d'une approche clinique adaptée et d'une technologie médicale maitrisée au service du patient.

Cette approche verra dans les années futures une influence grandissante avec l'apport des neurosciences. Les découvertes des zones cérébrales d'activation hypnotique n'est qu'un début. Le rôle des « « neurones miroirs », ces neurones de l'empathie, vont être identifiés de manière plus précise. Leur rôle dans l'apprentissage des enfants est de plus en plus évoqué, il en sera de même pour la relation patient soignant. Certains neurotransmetteurs vont être reconnus et l'intimité entre membrane cellulaire, gonflement neuronal, débit cérébral régional trouvera des explications. Pour Denis Le Bihan3[34] les mécanismes de plasticité cérébrale et l'interconnexion entre certaines zones du cerveau seront mieux compris : « L'évolution et le code génétique nous ont donné un cerveau qui évolue, mais très lentement, sur des échelles de milliers d'années. La plasticité cérébrale doit être codée dans nos gènes, mais l'évolution de l'anatomie fonctionnelle de notre cerveau au cours d'une vie, ou même de quelques générations, ne peut être d'origine génétique. La maitrise de la lecture est une acquisition récente (quelques milliers d'années) de notre cerveau, et la dextérité diabolique avec laquelle les adolescents utilisent leur téléphone portable ou leur console de jeux ne s'est manifestée que depuis quelques années. S'agit-il d'un recyclage de régions cérébrales, disposées dès le départ à assurer une fonction donnée, mais déviée vers une autre fonc-

34. Le Bihan D. Le cerveau de cristal Odile Jacob 2012 220 p204

tion en raison de pressions environnementales ? Ou existe-t-il des fonctions élémentaires stables et définies, réalisées dans des « blocs », des circuits cérébraux de bas niveau, ces blocs étant mis en relation, connexion, spatialement et temporellement avec d'autres blocs pour assurer des fonctions plus complexes ? » .

De là, on peut se demander si la communication thérapeutique trouvera peut-être une approche différente et si les mécanismes intimes de l'hypnose trouveront un nouvel éclairage ? Néanmoins restons vigilants et septiques comme le souligne Dorian Neerdael[35] sur l'évolution et les objectifs que certains semblent vouloir atteindre dans la compréhension des mécanismes cérébraux et de leur utilisation.

Pour l'instant, c'est « l'autre dialogue » que nous proposons, une autre attitude et un autre positionnement vis-à-vis du patient et des structures de soin. Cela restaure notre vie professionnelle dans un monde médical qui se transforme, se modernise, et qui influence aussi notre vie privée.

35. Neerdael D. Une puce dans la tête Fyp 2014 P140

Chapitre 7

L'HYPNOSE DANS LA VIE PRIVEE

Au même titre que pour la vie professionnelle la pratique des techniques hypnotiques influence notre vie privée et les moments privés de notre vie professionnelle. Peut-on parler de « précis de vie »comme la journaliste Laure Adler quand elle recevait le 9 janvier 2012 François Roustang à France culture dans son émission « Hors Champ » ? Peut-on penser que « ne rien faire » ou « savoir attendre » changent notre posture au quotidien ? Doit-on réinitialiser nos cinq sens comme nous le propose Gaston Brosseau ?

L'hypnose est un état naturel quotidien. Nous connaissons tous cet état de modification, déjà cité et dans lequel la conscience ordinaire se convertit pour laisser la place à un changement de perception du monde extérieur. Transe spontanée, perceptude spontanée pour reprendre le terme de François Roustang, dans laquelle il apparait une focalisation, une réduction et une dissociation de l'espace de perception. Et Il ajoute que « l'état hypnotique est partout et il s'agirait de le faire apparaître quelque part ». Il nous appartient aussi d'induire pour nous même cette réduction, l'Epochè dont nous parle Michel Bitbol, cette fixation et d'ouvrir alors pour nous même la porte de la perceptude de François Roustang. On parle alors d'auto hypnose. Le praticien « enseigne » l'auto hypnose au patient dans le cadre des traitements des douleurs chroniques, de l'analgésie préventive, des préparations aux interventions chirurgicales et de la préparation à l'accouchement. Mais le praticien n'est pas seulement spectateur de son enseignement il en est aussi l'acteur. Acteur pour lui-même dans la mesure où sa position est celle du patient. Cette position de « ne rien faire », de « ne rien attendre », de ne réaliser aucune performance, de ne pas réfléchir, d'avoir aucune tension, aucun projet et de laisser venir appartient aussi au praticien dans sa vie privée. Et pour reprendre Gaston Brosseau[36], il est possible de nous dire qu'il est nécessaire pour nous même « de composer avec notre efficience, nos forces vitales parfois en veilleuses » ou parfois altérées. L'expérience de l'espace hypnotique est aussi nécessaire pour le praticien que pour le patient. Le besoin quotidien de trouver un espace de réduction, de fixation et de confusion dans lequel nous réinitialisons nos cinq sens peut être vital. Notre vie privée rencontre elle aussi des moments d'anxiété, de stress et de sollicitations multiples. La place de l'écran, des échanges informatiques envahissent notre quotidien. Le texto, le mail, le tweet et le téléphone portable sont là. Il suffit d'observer, d'écouter pour le constater. La vie intime est polluée. On subit une effraction électronique. L'électronique rentre dans notre intimité. Souvent on se pose la question : comment je faisais avant ? Ou pour les plus jeunes : comment tu faisais avant ? Actuellement je regarde plusieurs écrans « à la fois ». Je téléphone et en même temps je regarde la télévision, je conduis et j'envoie un texto ou un mail. Les sens s'estompent au profit d'une multitude de sollicitations. Nous sommes en état de déséquilibre permanent. Ça suffit ! Faisons un geste.

J'ai présenté dans différents services de l'hôpital, l'exposé concernant la communication hypnotique et la communication thérapeutique, que je peux aussi appeler : connexion-déconnexion. Les débats furent animés. Le message que je fais toujours passer envers nos jeunes collègues dans leur pratique professionnelle même si quelque fois ils sont interrogatifs est : un seul écran à la fois ou mieux : sachez, vous déconnecter.

Revenons « au temps zéro », zone de confort salutaire, vivre un temps présent (A Zéro) nous invite Gaston Brosseau[37].

36. Brosseau G. « L'hypnose, une réinitialisation de nos cinq sens » préface de François Roustang Inter Editions. 2012 247 p. 84
37. *ibid* p63-64

Retrouvons nos canaux de sensorialité. Prenons « une feuille blanche ». Sachons nous installer et reprenons nos appuis. Et enfin appliquons à nous même ce que nous explique Gaston Brosseau[38] « Après avoir installé un filet protecteur en demandant au sujet dans un premier temps de ne rien faire, j'ai ensuite recours à sa créativité pour qu'il retrouve en lui-même une induction instantanée capable de le mobiliser en temps réel pour accéder à son univers sensoriel et à sa conscience efficiente. Cette réinitialisation sensorielle lui procure le sentiment de se réapproprier son corps et de se « nommer » dans l'immédiat » Cette invitation à « ne rien faire » me semble essentielle et permet ensuite de retrouver sa créativité. Chacun a la nécessité de réinitialiser ses sens avec la feuille blanche ou peut être autre chose pour fixer, pour absorber comme ça vient : une odeur, une forme, un point ou peut être retrouvé simplement les sensations détaillées, réduites d'un foulard de soie posé sur une chaise : partir dans un flou pour le « Partout à la fois ».

Notre vie privée a besoin de cela. L'hypnose naturelle accompagne aussi une autohypnose induite de survie. De même dans les instants privés de la vie professionnelle, nous recherchons autre chose quand le trop plein arrive, quand le déséquilibre apparait ; c'est le cas quand les moments du bloc sont trop difficiles, trop prenante et peut être trop rudes. Nous recherchons un moment privé, un espace, un lieu dans lequel nous nous réinitialisons : l'espace du temps zéro et du rééquilibre. Dans ce monde de rapidité, du « tout, tout suite » apprenons à « savoir attendre pour que la vie change ». Ce « savoir attendre » rejoint le « ne rien faire » et la « zone zéro ». Savoir attendre le rien, ni la performance, ni la démonstration pour retrouver quelque chose de l'ordre de la sensorialité dans un espace dans lequel notre liberté créative puisse s'exprimer.

38. *ibid* P89

La communication thérapeutique nous replace aussi dans une autre position, celle de l'observation et de l'écoute. Au-delà de la consultation elle nous conduit également dans notre vie privée. Le choix des mots n'a rien d'anodin dans nos échanges du quotidien, quel que soit notre receveur. Notre communication non verbale est du même ordre et le ton de notre voix participe aussi à la « mise en commun » de nos échanges.

Cette approche de l'hypnose ou des hypnoses peut surprendre un spécialiste de l'anesthésie ou le lecteur. Si certains anesthésistes sont éloignés de ces pratiques cela peut leur sembler insolite. Pour les autres, plus proches de l'hypnose conversationnelle plus classique, la recherche d'un temps où l'on ne fait rien, d'une zone zéro ou d'un espace de perceptude dans lequel patient et praticien n'attendent rien, peut les dérouter. Comme le peintre, le praticien et le patient s'ouvrent par ce positionnement au changement et à la mobilité qui sont les sources d'un renouvellement des pratiques, d'un mouvement et peut être d'un « précis de vie ».

Chapitre 8

UNE DÉMARCHE PERSONNELLE OU POURQUOI L'HYPNOSE

Ma pratique de l'hypnose en anesthésie résulte d'une démarche personnelle qui nécessite quelques explications et qui peut être répondra à la question : pourquoi l'hypnose en anesthésie ? Je souligne dès à présent qu'à aucun moment je n'ai voulu quitter mon activité d'anesthésiste, pour me diriger vers une pratique plus large de l'hypnose et m'orienter vers une pratique de thérapeute. Je ne m'en sens pas capable et je n'en possède pas les qualités, les connaissances ni la formation. Cette activité médicale a rempli ma vie professionnelle depuis 1978 de façon très satisfaisante et variée. Cela m'a autorisé à de nombreux échanges avec mes différents collègues de spécialités différentes tant au bloc opératoire qu'en consultation. J'ai toujours exercé de façon multidisciplinaire recherchant des avis et des conseils dans d'autres disciplines. Ma proximité avec certains de mes collègues anesthésistes m'a permis d'avancer et bien souvent de me perfectionner. J'ai rencontré aussi des désaccords et des oppositions dans la manière dont j'exerce ma spécialité car j'ai refusé des orientations qui ne me convenaient pas. J'ai rencontré des patients venus d'horizon divers qui ont enrichi également ma vie personnelle. J'ai assisté et participé à la mutation de cette spécialité. Depuis 1988, je m'occupe exclusivement d'un service de chirurgie vasculaire dirigé par le Docteur Samy Anidjar dans le Groupe Hospitalier Paris Saint Joseph. Ce dernier m'a toujours ouvert la porte de son service, m'intégrant dans un objectif de prise en charge multidisciplinaire et me permettant ainsi une prise en charge complète du patient du pré opératoire à sa sortie. Il m'a même donné un bureau dans son service !

Notre complémentarité a ouvert la voie d'une prise en charge innovante , ouvrant les portes du mini invasif et d'une prise en charge hypnotique. Nous sommes allé ensemble en 2006 à Liège. Grâce à cette démarche commune nous avons pu associer l'hypnoseanalgésie à l'anesthésie loco régionale dans la chirurgie de la carotide. Nous en sommes aujourd'hui à plus de 400 patients opérés. Parallèlement nous avons confié aux étudiants de diplôme Universitaire d'Hypnose de l'hôpital de La Pitié dirigé par Jean Marc Benhaiem la première étude rétrospective de 50 patients évaluant ainsi nos pratiques professionnelles. Nous avons réalisé la première intervention du traitement de l'anévrisme aortique par endoprothèse et voie percutané en remplaçant une anesthésie classique par l'hypnose. Tout cela a été possible car nous avons placé la prise en charge hypnotique dans un projet commun, évolutif et multidisciplinaire. Au-delà de mon intérêt pour les techniques peu ou non médicamenteuses dans ma pratique quotidienne qui résulte probablement d'une longue marche personnelle, et sans faire l'historique de la spécialité, ni exposer mon curriculum vitae détaillé, je souhaite revenir simplement et expliquer ma démarche au sein de ma spécialité médicale.

Je pense que depuis quelques années l'anesthésie est devenue aux yeux des patients et même aux yeux de certains collègues d'autres spécialités une activité « masquée ». Le repli des anesthésistes dans les blocs opératoires (en dehors de la consultation), conséquence malheureuse du décret de 1994, les a coupés d'une part d'un suivi du patient dans son parcours de soin et d'autre part d'une activité clinique journalière au lit du patient. Même si ce dernier reste de moins en moins longtemps à l'hôpital il nécessite une prise en charge globale et multidisciplinaire durant son séjour. Le passage d'une spécialité médico clinique vers une spécialité médico technique n'est pas une bonne chose. Nous l'observons dans la répartition des différentes spécialités au sein des « pôles ».

L'anesthésie se regroupe dans la plupart des cas avec des spécialités éloignées du cadre clinique journalier (radiologie, bloc opératoire, laboratoire, fonctions supports, qualité, ...). La proximité évidente des anesthésistes avec les chirurgiens au bloc opératoire n'est pas suffisante. Elle doit être présente tout au long du séjour, dans le bloc et en dehors du bloc c'est-à-dire dans les services d'hospitalisations (conventionnelle, de semaine, ambulatoire). Rares sont les patients qui connaissent le nom de l'anesthésiste qui s'occupe d'eux (ou même celui de la consultation). La prise en charge multi individuelle (plusieurs praticiens de la même spécialité pour un même geste et pour un même parcours de soin : Pierre pour la consultation, Marie en visite pré opératoire, et Claude au bloc), renforce cet anonymat et la déshumanisation. En effet, il est fréquent que le patient rencontre trois anesthésistes pour un même acte. Je pense aussi que si la technique et son environnement a permis de faire avancer le progrès thérapeutique, elle n'a pas vocation à envahir tout l'espace de soin. La technique est un outil à la disposition du praticien, il a l'obligation de la connaitre, de l'utiliser pour en faire bénéficier le patient, mais le socle du contrat thérapeutique reste le « face à face », l'accompagnement et l'alliance. Je pense aussi que l'information doit être claire et loyale, mais ne doit pas se protéger derrière des documents remis en fin de consultation sans proximité et humanisme. Enfin je pense que si les restructurations hospitalières sont nécessaires pour garantir au patient une prise en charge moderne, performante et multidisciplinaire elle engendre de grands ensembles dans lesquels le patient et le praticien ont quelques difficultés à trouver leur espace relationnel. Enfin les évolutions des prises en charge anesthésique font que la place des anesthésies partielles est grandissante ; cela ouvre la porte d'un espace thérapeutique dans lequel le patient et le praticien retrouve le « face à face ». Que l'anesthésiste en profite pour renouveler ses pratiques, chercher la créativité, offrir du « sur mesure » au patient, un espace dans lequel il trouvera son équilibre, son confort et sa zone de sécurité : offrons lui une « feuille blanche » ?

Je suis lucide, je sais que les mutations sont quelquefois longues et difficiles. Néanmoins la pratique de la communication thérapeutique est accessible à tous et la formation doit être au rendez-vous. La connaissance des moyens d'entrer en hypnose demande une approche plus difficile et plus longue. La personnalité du praticien, son empathie vers une technique où une autre est à prendre en compte. Néanmoins chaque spécialité médico chirurgicale s'adapte aux nouvelles orientations. Les anesthésistes en quelques décennies ont appris : l'anesthésie partielle, l'échographie, la prise en charge de la douleur péri opératoire et bien d'autres choses et se sont adaptés aux nouvelles organisations (la consultation, l'hospitalisation de semaine, ambulatoire....). Maintenant c'est peut-être l'heure de la communication thérapeutique, de l'hypnose conversationnelle pour le plus grand nombre et l'hypnose pour ceux qui en ressentent la nécessité pour leur pratique quotidienne professionnelle et peut être leur vie privée.

Toutes ces réflexions me conduisent naturellement à me tourner vers la communication thérapeutique et hypnotique. La lecture des textes de François Roustang, de Gaston Brosseau , de Claude Virot et Jean Marc Benhaiem qui exercent leurs réflexions loin des blocs opératoires m'a ouvert la voie d'une autre pratique. J'essaie de m'inspirer de leurs recherches pour adapter ma pratique et peut être ma vie privée. La feuille blanche en est un exemple. Au-delà de cela je m'interroge sur l'évolution de la pratique de l'anesthésie et des prises en charge péri opératoires des patients. J'ai l'intime conviction que les prises en charge de type hypnotique ne correspondent pas à un effet de mode. Je pense que l'objectif des réductions de l'agression thérapeutique est irrévocable et que le concept du « MINI » est intégré dans cette dernière. Je souhaite que tous les acteurs de soins et les forces administratives s'unissent pour que la communication thérapeutique et les moyens d'entrer en hypnose accompagnent le patient dans son parcours de soin, grâce à la formation, à la volonté politique de faire avancer, de changer les habitudes et les comportements quelque fois trop figés. Je souhaite que la formation des internes intègre cette orientation au même titre que l'anesthésie locorégionale ou la réanimation. Je souhaite aussi que la spécialité participe à des projets transversaux, multidisciplinaires, humanistes et ne reste pas cantonnée dans les blocs opératoires. C'est toujours de cette manière que nous pouvons réaliser des progrès thérapeutiques. Sans prétention, c'est de cette manière comme je le souligne précédemment que nous sommes arrivés à traiter l'anévrisme de l'aorte abdominale sans cicatrice et sans anesthésie (au sens pharmacologique du terme : traitement que nous ne pouvions pas envisager il y a cinq ans). Je pense que la pratique de l'anesthésie se modifiera dans les prochaines années. Ira-t-elle vers une pratique guidée par l'ordinateur avec certains actes délégués aux infirmiers ? Orientation qui rapproche la pratique de notre spécialité à celle d'un « aiguilleur du ciel » dans sa tour de contrôle devant des écrans lui indiquant les progressions de l'intervention chirurgicale et des pousses seringues électriques qui entretiennent l'anesthésie. Ou bien prendra-t-elle une direction résolument clinique, humaine, relationnelle dans laquelle la technique est un moyen de progrès mais n'a pas la vocation à prendre tout l'espace thérapeutique. J'opte pour la deuxième orientation.

CONCLUSION

La pratique de l'hypnose et particulièrement en anesthésie est entrée à l'hôpital peut être par effraction. On ne l'attendait pas. Les années 90, sont des années d'expansion technique pour la spécialité, avec le développement des approches locorégionales et de l'échographie. Arrivent également les techniques informatisées de l'anesthésie intra veineuse continue. Les chirurgiens développent les techniques mini invasives et en élargissent les indications avec succès. Personne dans la spécialité ne pensait à l'hypnose en dehors de Marie Elisabeth Faymonville à Liège. Il aura fallu quelques années pour que l'information circule, malgré quelques publications majeures fin 90 début 2000. Néanmoins nous sommes qu'au tout début d'une prise de conscience collective qui place l'approche thérapeutique de type hypnotique comme une nécessité. Actuellement, des indices montrent, qu'elle peut garder sa place et élargir son influence. Néanmoins « L'hypnose pour l'hypnose » dans les structures hospitalières n'a peut- être pas d'avenir. Cette approche thérapeutique, cette nouvelle orientation de prise en charge du patient a vocation à s'unir aux projets collectifs. C'est seulement dans le cadre des projets transversaux, multidisciplinaires que la communication thérapeutique et l'hypnose trouvent pleinement leurs places. Cet « autre dialogue » est à la portée de tous. Les praticiens les plus sceptiques et/ou les moins empathiques doivent s'interroger. La spécialité a su s'adapter au progrès technologique des chirurgiens comme par exemple la cœlioscopie. Les chirurgiens ont su opérer des patients qui ne dormaient pas complètement. Le médecin anesthésiste a l'obligation de s'ouvrir aux techniques peu ou non médicamenteuses et à retrouver sa place de clinicien. La pratique des outils hypnotiques en sont une opportunité. La diminution de l'agression thérapeutique est une obligation de soin dans laquelle le praticien anesthésique apporte sa contribution. L'évolution des techniques ira toujours dans ce sens. C'est la marche du monde. Il n'y a aucune raison que la spécialité ne participe pas à cette évolution alors qu'elle a su jusqu'à présent être le moteur de nombreuses évolutions en la matière, citons par exemple : le développement des anesthésies partielles, la lutte contre la douleur péri opératoire et même si on sort de notre propos la lutte contre les infections nosocomiales. Rappelons encore et toujours pour les détracteurs ou les réticents que la relation praticien soignant n'est pas un frein à la médecine rapide, productive, efficace elle en est plutôt un moteur, un facilitateur et un outil de la performance. Plus le praticien soigne sa communication, plus il pratique la communication thérapeutique, les moyens d'entrer en hypnose et l'hypnose plus ce positionnement sera facile, naturel et opérant.

Au-delà de l'anesthésie, je parlais à une interne de neurologie de la feuille blanche. Elle me pose une question simple « Pour les ponctions lombaires c'est peut être bien de l'utiliser ? », et cet ami dermatologue qui traite par des injections douloureuses les cicatrices chéloïdes et qui un soir me demande : « Ton hypnose je pourrais l'utiliser dans le cadre de mon activité ? » Je laisse au lecteur les réponses.

La formation, toujours la formation mérite que les forces administratives la facilitent. Les autorités de santé, le Conseil National de l'Ordre des Médecins, les experts des sociétés savantes se doivent eux aussi de participer dans un esprit ouvert et constructif. Cette formation médicale, de qualité, ciblée avec des objectifs précis à vocation à offrir aux soignants les outils du renouvellement de leur pratique quotidienne tout en respectant les métiers de chacun. Alors les praticiens à leur tour doivent s'ouvrir, écouter, observer ceux d'entre nous qui pratiquons quotidiennement « l'autre dialogue » source d'un renouvellement des pratiques professionnelles et probablement de l'épanouissement.

Au terme de cette conclusion, Je reviens sur deux réunions consacré à l'hypnose en 2014 : Le congrès de La Rochelle en Mai et la journée de l'association Hypnocrate en Juillet que j'ai évoqué dans ce texte.

Le congrès de La Rochelle « Douleurs et Hypnose », organisé sur trois jours, par le centre de formation Emergences de Rennes et son directeur Claude Virot. Ce congrès est pour moi un indice, un tournant dans la place qu'est en train de prendre la pratique de l'hypnose et ces composantes dans les approches thérapeutiques modernes. Les présences de conférenciers internationaux, les spécialités diverses présentes, le grand nombres de participants (environ 800), la place grandissante des neurosciences, les évolutions organisationnelles proposées, nécessaires, obligatoires et les nombreuses présentations sous formes classiques, d'ateliers ou de vidéo objectivent une grande vigueur dans la créativité et la recherche pour l'avenir. De même pour la réunion de l'association Hypnocrate : « La communication thérapeutique par l'hypnose Médicale : Nouveaux défis, nouvelles opportunités », qui s'est tenue sur une journée à l'Hôpital Européen Georges Pompidou. Cette association d'étudiants en médecine à réunit près de 300 participants pour la très grande majorité des étudiants ou de jeunes praticiens. Furent invités, deux conférenciers américains (Dayney M. Ewin, Chris Ewin) Marie Elisabeth Faymonville de Liège et trois autres venus de l'hexagone (Claude Virot, Franck Garden-Brêche, Jean Philippe Verstraete) et moi-même. Ces jeunes collègues cherchent, une information sur une approche médicale différente, complémentaire, donnant un éclairage nouveau à un enseignement quelquefois trop académique, qui place la technique au centre de tout et oublie la relation humaine, la créativité, l'alliance patient praticien. Que les enseignants, les universitaires les entendent.

Leur présence et les questions tout le long de cette journée en sont le témoignage le plus vivant et le plus fort. N'oublions pas les précurseurs de l'hypnose médicale moderne qui n'ont pas été toujours écouté et entendu en leur temps. Je pense pour notre spécialité particulièrement à Jean Lassner qui avant Marie Elisabeth Faymonville avait envisagé l'hypnose pour les patients de chirurgie.

J'ai abordé et peut être répondu à la question de pourquoi l'hypnose du bloc opératoire à la vie quotidienne en replaçant cette problématique effectivement dans le mouvement du quotidien. C'est au-delà de cet environnement-là, que je trouve quelques solutions et quelques réponses à ma pratique. C'est cette orientation-là, que je veux faire partager à ceux qui cherchent un « autre dialogue » dans leur pratique quotidienne.

Ce changement ira peut être rejoindre leur vie personnelle comme un « précis de vie ».

LES RENCONTRES

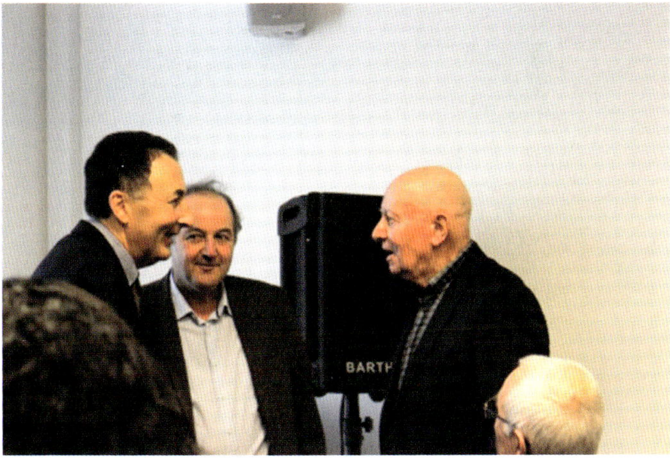

Janvier 2014 - Table Ronde au Groupe Hospitalier Paris Saint Joseph

La rencontre du Docteur Samy Anidjar, Chef du service de Chirurgie Vasculaire avec Francois Roustang, hypnothérapeute et philosophe sous le regard de Marc Galy, anesthesiste :

Qui aurait imaginé cela il y a cinq ans !

Nous lui avons présenté un film « la chirurgie carotidienne et hypnose :l'acte de chirurgie et la parole de l'hypnose »

(Photo : Anne Delatour H.P.S.J.)

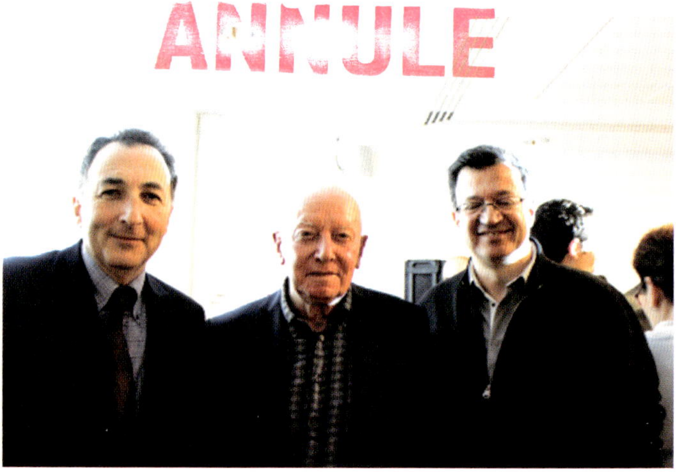

Janvier 2014 - Groupe Hospitalier Paris Saint-Joseph
Docteur Samy Anidjar, Francois Roustang
et Jean Marc Benhaiem
(*Photo : Anne Delatour H.P.S.J.)*

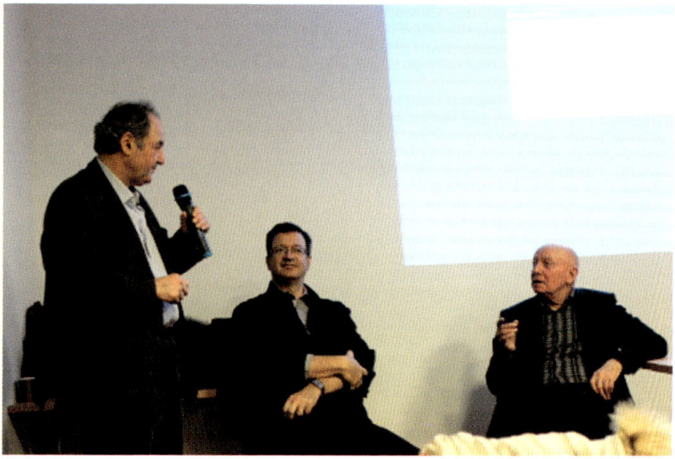

Janvier 2014 - Table Ronde Groupe Hospitalier Paris Saint Joseph
Marc Galy, Jean Marc Benhaiem, Francois Roustang
La question : pourquoi l'hypnose en chirurgie ?
(Photo : Anne Delatour H.P.S.J.)

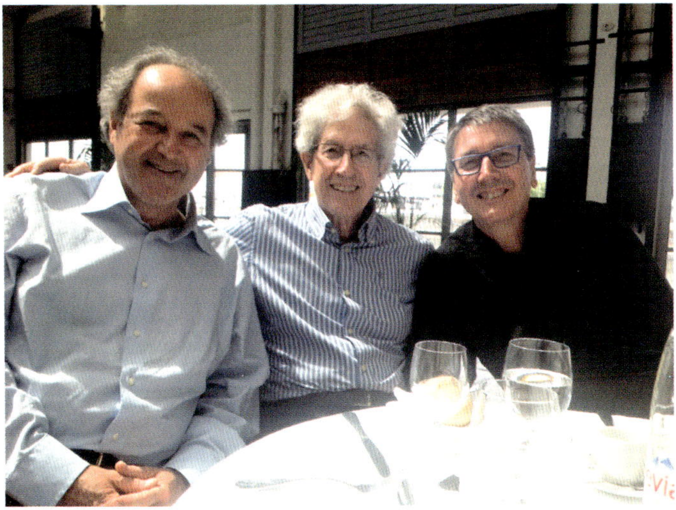

Congres de la Rochelle « Douleurs et hypnose » mai 2014

Marc Galy, Gaston Brousseau, Claude Virot

(Photo : Gaston Brosseau)

LES PHOTOS DE LA FEUILLE BLANCHE

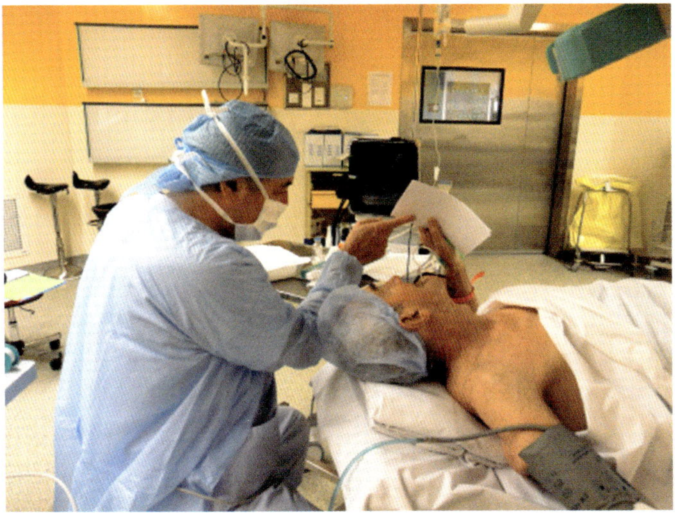

Premier temps : la fixation de la feuille blanche

Photo : H.P.S.J.

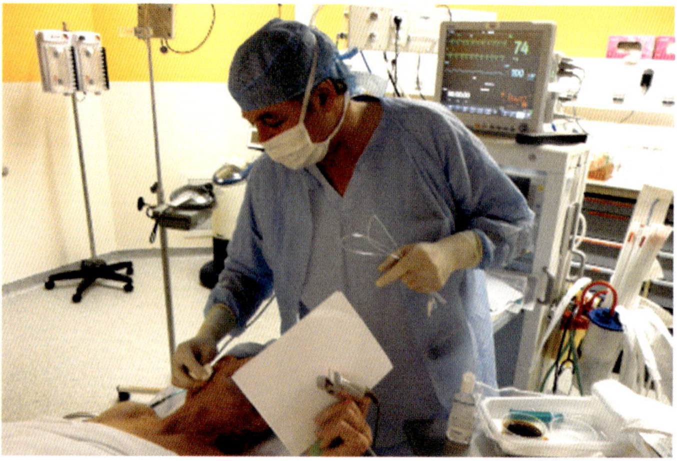

L'absorption pendant le temps de préparation du bloc cervical

Photo : H.P.S.J.

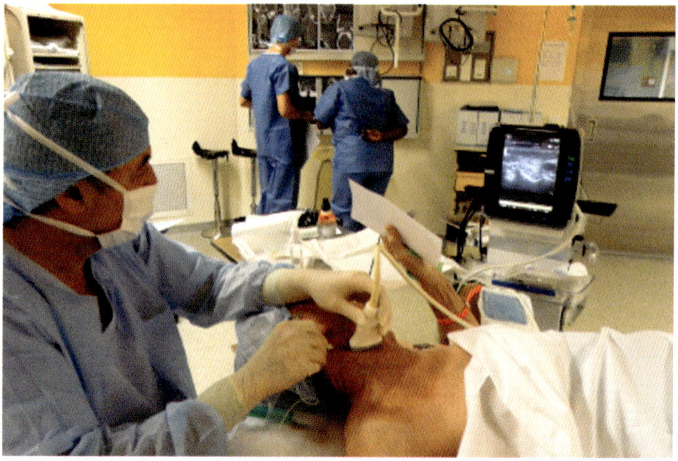

Le bloc cervical et la feuille blanche

Photo : H.P.S.J.

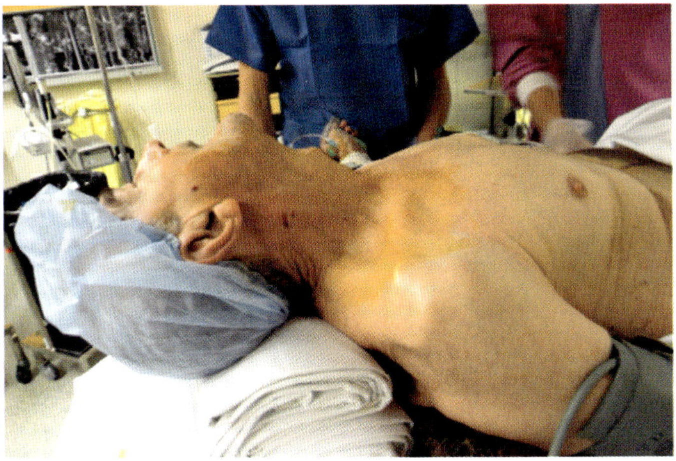

La perceptude et la phase d'installation chirurgicale

Photo : H.P.S.J.

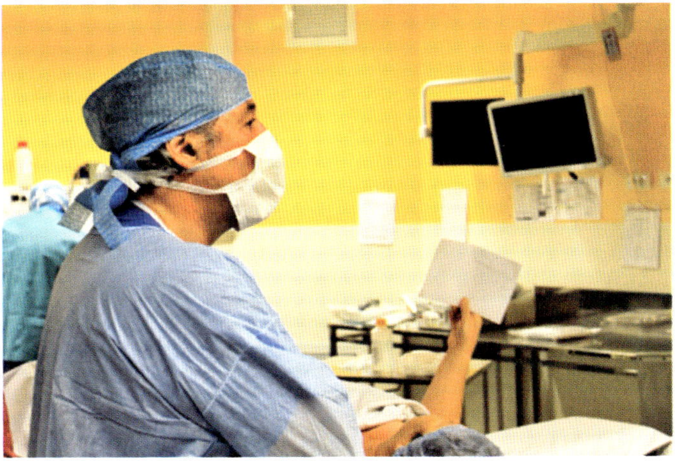

L'hypnose en chirurgie....

Pour attendre

Photo : Thiziri Taibi

Fixation – absorption

La feuille blanche

Pour une anesthesie rachidienne

Photos : H.P.S.J.

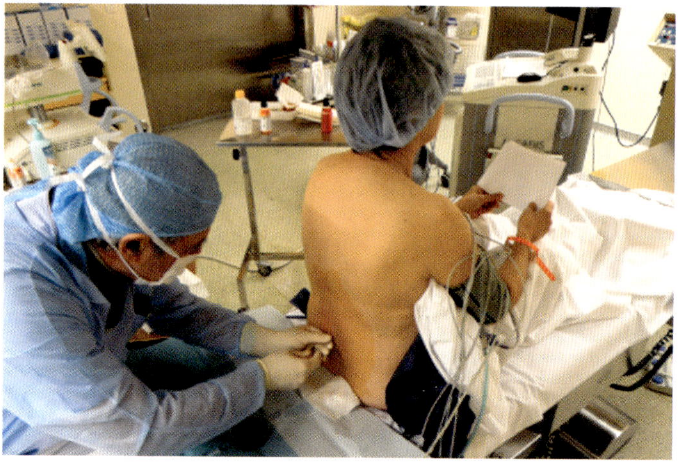

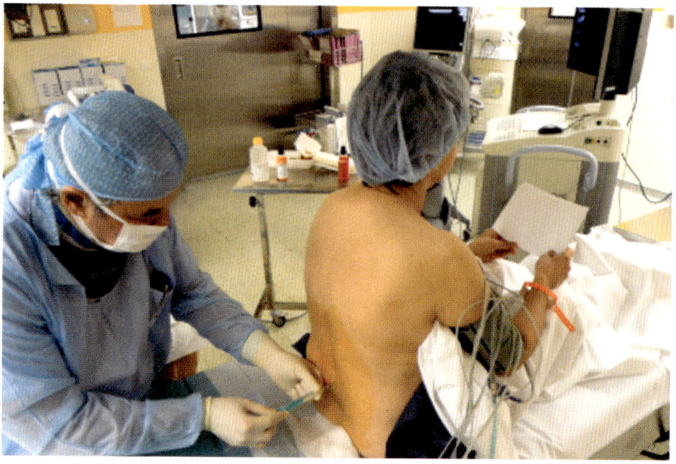

L'HYPNOSE

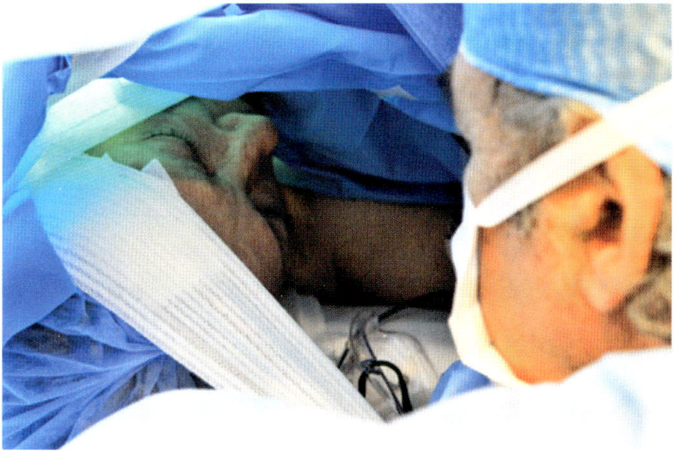

La perceptude – chirurgie carotidienne - *Photo : Thiziri Taibi*

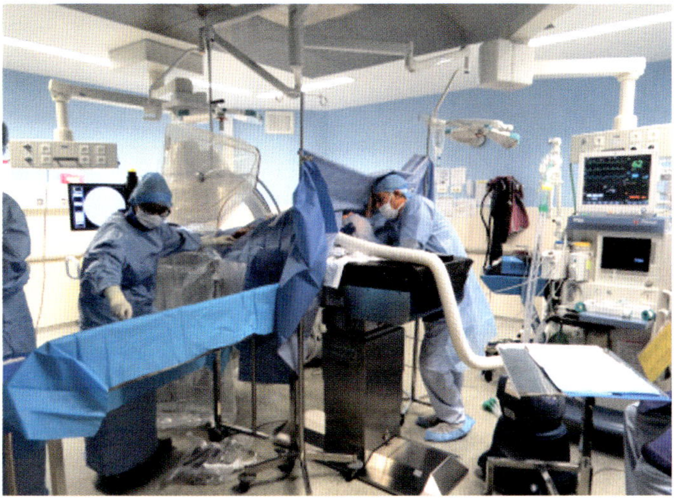

Hypnose pour une procédure endovasculaire par voie percutanée mini-invasive - *Photo : Amanda Lourenco - H.P.S.J.*

Achevé d'imprimer en février 2015
sur les presses du

Groupe Horizon

Parc d'activités de la plaine de Jouques
200, avenue de Coulin
F - 13420 Gémenos

Dépôt légal : février 2015
N° d'impression : 1501-100
Imprimé en France